高等院校医学实验教学系列教材

基础医学实验室安全知识教程

主　编　陈献雄

主　审　陈　越

编　委　（按姓氏拼音排序）

曹建明　陈献雄　方伟珊

冯先玲　林桂淼　罗　青

汪业军　杨　一

U0248604

科学出版社

北　京

内 容 简 介

本书结合医学类高校实验室管理工作实践与实际需求,分为五章和附录,内容涉及基础、专业基础阶段实验室的通识性安全防护与环保知识,包括第一章生物安全与防护、第二章化学安全与防护、第三章物理安全与防护、第四章辐射安全与防护、第五章实验室事故的防范与应急处理、附录的相关管理条例和实验室安全简明指引手册六大部分。本书的图片已制作成二维码,读者只要用手机扫描二维码即可浏览彩色版图片。读者亦可关注与本教材配套使用的深圳大学实验室安全教育微信公众号"SZU 基础医学 Lab"(微信号:szujcyx)。

本书侧重于安全教育的实用性而非理论体系,主要针对医药类院校本科生、研究生和科研人员编写,内容相对全面、通俗易懂,可供医学类、药学类各专业层次的师生学习使用,各院校可根据本校实验室安全教育的实际需要选择本教材。

图书在版编目(CIP)数据

基础医学实验室安全知识教程 / 陈献雄主编. —北京:科学出版社,2018.8
高等院校医学实验教学系列教材
ISBN 978-7-03-059672-7

Ⅰ. ①基… Ⅱ. ①陈… Ⅲ. ①医学检验–实验室管理–医学院校–教材 Ⅳ. ①R446

中国版本图书馆 CIP 数据核字(2018)第 265537 号

责任编辑:李 植 李国红 / 责任校对:郭瑞芝
责任印制:李 彤 / 封面设计:王 融

科学出版社 出版
北京东黄城根北街 16 号
邮政编码:100717
http://www.sciencep.com

北京厚诚则铭印刷科技有限公司 印刷
科学出版社发行 各地新华书店经销
*
2018 年 8 月第 一 版   开本:787×1092 1/16
2022 年 12 月第三次印刷   印张:9 1/2
字数:300 000

定价:49.80 元
(如有印装质量问题,我社负责调换)

前　言

实验室是高等学校开展人才培养、科学研究和社会服务活动的必备场所。高校实验室经常使用种类繁多的危险化学品（包括易燃易爆、剧毒、易制毒易制爆化学品），部分实验需要在高温、高压或者超低温、真空、强磁、微波、辐射、高电压和高转速等特殊环境下进行，部分实验还会产生有毒有害物质。高校实验室安全状况比较复杂，加之高校实验室使用频率高，人员集中且流动性大，大量贵重仪器设备和重要研究资料存放在实验室。万一发生实验事故，损失将难以估算。近年来随着高校招生规模不断扩大，实验室开放需求也逐年递增，进入实验室的师生越来越多，导致实验安全事故频繁发生，实验室安全管理面临更严峻的考验。各级教育主管部门也越来越重视实验室的安全工作，如何保证高校实验室安全稳定运行，已成为高校实验室建设与管理工作的重中之重。

培养良好的安全意识和行为，需从实验室安全教育开始。特别是医药类高校实验室涉及医学、药学、生物、化学等诸多领域，既有潜在性生物危害，也可能接触多种危险化学品，同样还会面临用电安全、防火安全问题，实验安全问题尤为突出。这不仅影响实验教学工作，而且也直接关系到师生的生命财产安全。因此加强对本科生、研究生和其他科研专职人员的安全教育就显得十分迫切。本书旨在通过对实验室安全知识和安全法规的详细阐述，为师生们普及必要的实验安全知识，增强师生的实验安全防范意识和个人防护水平。

本书在编写和出版过程中得到深圳大学教务部和设备部，以及科学出版社的大力支持，在资料收集和整理过程中许浩协和杨勍同学付出了辛勤的劳动。在此一并致以衷心的感谢。本书编写过程中参考了大量网络素材（包括图片）和文献资料，学习和借鉴了各种形式的实验室安全培训讲座知识、实验室安全事故的新闻报道和图片等，无法在书中逐一详细标明，在此对所有文献资料的原作者一并表示衷心感谢！

由于编者水平有限，书中难免有错漏和不妥之处，敬请同行专家和读者批评指正，并将意见和建议及时反馈到邮箱 gzcxx@126.com，我们将在本书使用过程中不断总结修订，在再版时进一步修正完善。

陈献雄

深圳大学医学部

2018 年 7 月于深圳

目　录

第一章 生物安全与防护

第一章图片

第一节 生物性危害

一、生物性危害

（一）生物性危害的概念

1. 生物性危害（biological hazard 或 biohazard）　是指生物活性物质对人类及环境产生的危害。这些物质包括但不限于动物、植物、微生物、病毒等的组织切片、液体、固体、气体成份等。生物安全一般指由现代生物技术开发和应用所能造成的对生态环境和人体健康产生的潜在危险，包括生物体经过基因工程改造后对人和生态系统造成的潜在危险，以及对其所采取的一系列有效预防和控制措施。

2. 广义的病原生物危害　是指各种有害生物因子（病原微生物、来自高等动植物的毒素和变应原、来自微生物代谢产物的毒素和变应原、基因改造生物体等）对人、环境和社会造成的危害或潜在危险。

3. 狭义的病原生物危害　一般是指病原微生物的危害，即实验室感染（本章重点介绍内容），在实验室进行感染性致病因子的科研中，对人员造成的危害和对环境造成的污染。当硬件条件缺失、管理制度不完善及操作不规范，导致致病因子泄漏和逃逸时，可能造成灾难性后果。实验室感染主要传播途径是气溶胶[aerosol，固体和（或）液体微粒稳定地悬浮于气体介质中形成的分散体系]，65%以上实验室感染是由微生物气溶胶引起。

具有生物性危害的物质，国际上使用通用的图样"☣"表示（图 1-1），该符号通常用作警告，提醒可能接触到生物性危害物质的人采取相应的防护措施。对此类物质使用规范的联合国编号（UN number）进行分类：

UN 2814（可感染人类的感染性物质）

UN 2900（可感染动物的感染性物质）

UN 3291（医疗废弃物）

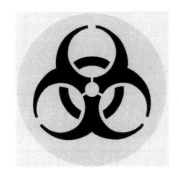
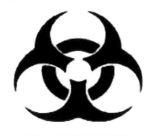
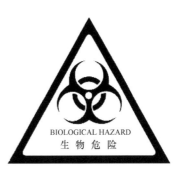

图 1-1　各种生物危害标识

（二）病原微生物危害的等级分类

依照《病原微生物实验室生物安全管理条例》第七条规定，国家根据病原微生物的传染性、感染后对个体或群体的危害程度，将病原微生物分为以下四类；依照《实验室生物安全通用要求》（GB 19489-2004）根据生物因子对个体和群体的危害程度，将病原微生物分为以下 4 个不同等级，级别越高，潜在危险越大。其中第一、二类病原微生物统称为高致病性病原微生物。

1. 第一类病原微生物（危害等级Ⅳ，高个体危害，高群体危害）　是指能引起人或动物非常严重疾病的微生物，以及我国尚未发现或者已经宣布消灭的微生物。一般不能治愈，容易直接、间接或因偶然接触在人与人、动物与人、人与动物、动物与动物之间传播，对于人及动物的危害最大，对于环境的危害亦最大。处理这个等级的生物性危害物质，必须在合乎第四级标准要求的 P4 实验室（或 BSL-4）内进行。如天花病毒、黄热病毒、马尔堡病毒、埃博拉病毒、拉沙病毒等（图 1-2～图 1-5）。

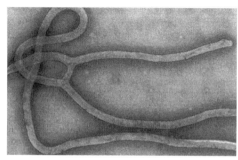
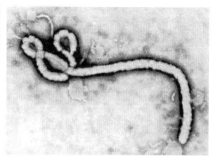

图 1-2　埃博拉病毒

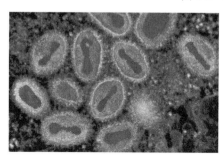
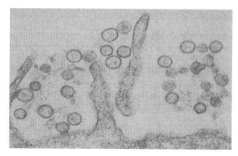

图 1-3　天花病毒　　　　　　　　　图 1-4　拉沙病毒

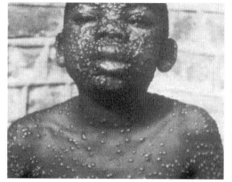
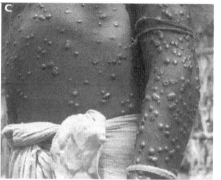

图 1-5　天花病毒感染者

2. 第二类病原微生物（危害等级Ⅲ，高个体危害，低群体危害）　能引起人或动物严重疾病，比较容易直接或间接在人与人、动物与人、动物与动物之间传播的微生物。此类病原体常造成严重经济损失，对于人及动物的危害较高，对于环境的危害较轻。此类病原体通常不能因偶然接触而在个体间传播，或能用抗生素、抗寄生虫药治疗。如炭疽杆菌、艾滋病毒、SARS 病毒、狂犬病毒、汉坦病毒、森林脑炎病毒、结核菌鼠疫耶尔森菌等病原体（图 1-6～图 1-8）。

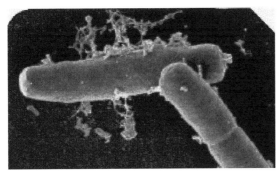
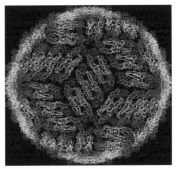

图 1-6　炭疽杆菌　　　　　　　　　　　图 1-7　登革热病毒

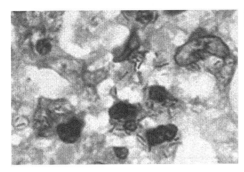
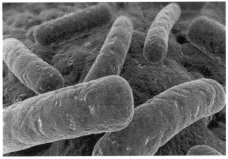

图 1-8　结核杆菌（左：光学显微镜下，右：电子显微镜下）

3. 第三类病原微生物（危害等级Ⅱ，中等个体危害，有限群体危害）　能引起人或动物发病，但一般情况下对健康工作者、群体、家畜或环境不会引起严重危害，对于人及动物的危害中等，对于环境的危害较轻微。此类病原体传播风险有限，实验室感染后很少引起严重疾病，并且具备有效治疗和预防措施。如乙型肝炎病毒、丙型肝炎病毒、流感病毒、水痘-带状疱疹病毒、沙门氏菌、肺炎链球菌、葡萄球菌、柯萨奇病毒、新生隐球菌等病原体（图 1-9～图 1-11）。

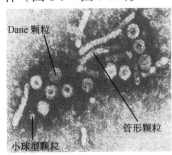
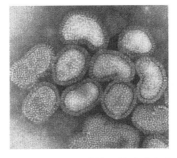
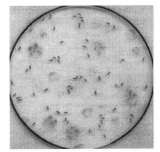

图 1-9　电子显微镜下的乙肝病毒　　图 1-10　电子显微镜下的流感病毒　　图 1-11　光学显微镜下的沙门氏菌

4. 第四类病原微生物（危害等级Ⅰ，低个体危害，低群体危害）　是指菌苗与疫苗等生产过程中使用的各种弱毒性或者减毒的微生物菌种及各种低致病性微生物菌种，在通常情况下不会引起人类或者动物疾病的微生物。对于人及动物的危害较轻且对于环境的危害轻微，主要处理措施是接触时戴上手套和注意面部防护，接触后洗手及清洗接触过的桌面及器皿等，如枯草杆菌、大肠杆菌等病原体（图1-12、图1-13）。

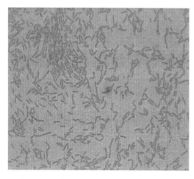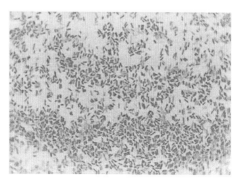

图1-12　光学显微镜下的枯草杆菌　　　图1-13　光学显微镜下的大肠杆菌

（三）生物性危害的来源

1. 实验室感染　狭义的病原生物危害的来源，即指此类。

（1）标本来源

1）检测的标本

A. 实验室标本：当实验室活动涉及传染或者传染性生物因子。

B. 临床标本：临床接受患者的血液、尿液、粪便和病理标本等可能含有各种致病因子，如肝炎病毒、HIV等，临床检测面对更多的是未知疾病标本。

2）菌毒种：依据《中国医学微生物菌毒种管理办法》，我国将医学微生物按照其对人类危害性及是否具备有效治疗与预防手段分为四类[详见本节一（二）]。

一类（危害等级Ⅳ）：天花病毒、黄热病毒、马尔堡病毒、埃博拉病毒等。

二类（危害等级Ⅲ）：如狂犬病毒、汉坦病毒、森林脑炎病毒、艾滋病毒、结核杆菌、炭疽杆菌隐球菌等。

三类（危害等级Ⅱ）：如肺炎链球菌、葡萄球菌、柯萨奇病毒、新生隐球菌等。

四类（危害等级Ⅰ）：菌苗与疫苗等生产过程中使用的各种弱毒性或者减毒的微生物菌种及各种低致病性微生物菌种，如枯草杆菌、大肠杆菌。

（2）仪器设备使用过程中产生的污染来源

1）离心机——气溶胶、飞溅物和离心管泄漏等。

2）组织匀浆器、粉碎器及研磨器——气溶胶、溢漏和容器破碎等。

3）超声波器具——气溶胶、损伤听觉和引发皮炎等。

4）真空冷冻干燥器及离心浓缩机——气溶胶、直接接触污染源。

5）培养搅拌器、振荡器和混匀器——气溶胶、飞溅物和溢出物等。

6）恒温水浴器和恒温振荡水浴器——飞溅物和溢出物等。

7）厌氧罐——爆裂和散布传染性物质等。

8）干燥罐——爆裂、瓶子碎片和感染性物质飞出等。

9）冷冻切片机——飞溅物等。

（3）操作过程中产生的污染

1）可产生微生物气溶胶的操作

接种环操作：培养和划线培养、在培养介质中冷却各种接种环和灼烧接种环等。

吸管操作：混合微生物悬浮液，吸管操作液体溢出在固体表面等。

针头和注射器操作：排出注射器中空气、从塞子里拔出针头、接种动物、针头从注射器脱落等。

其他操作：离心、搅拌、混合、灌注和倒入液体、打开培养容器、感染性材料溢出、在真空中冻干和过滤、接种鸡胚和培养物收取等。

2）可引起危害性物质泄漏的操作：样本在设施中传递、倾倒液体、搅拌后立即打开搅拌器、打开干燥菌种容器、用乳钵研磨动物组织、液体掉落在不同表面等。

3）可造成意外注射、切割伤或擦伤的操作：离心时离心管破裂、打碎干燥菌种容器、摔碎带有培养物的平皿、实验动物尸体解剖、用注射器抽取液体、动物接种等。

（4）实验动物

1）实验人员接触被微生物感染的实验动物。

2）饲养动物将接种的病原体通过呼吸、粪便和尿液等途径排出体外，污染环境，若实验人员防护操作不当，会因接触污染物而感染。

3）实验研究的野生动物也可携带人畜共患病原微生物，对人类产生严重威胁。

4）实验动物在运输过程中感染病毒，而实验室未对动物彻底隔离观察和检测就直接进入实验，可能引起实验室污染及对实验人员危害。

2. 环境污染 引发的生物性危害来自人和动物、植物的各种致病生物。这些有害微生物及寄生虫一方面长期危害人类的健康和生命，另一方面危害农业和畜牧业的发展，给人类文明带来的灾难是十分沉重的。根据导致危害的病原生物的类别，可以将生物性危害分为细菌危害、病毒危害、真菌危害和寄生虫危害，它们主要来源于图 1-14 示的九个方面。

3. 外来生物 来自外来生物的入侵。由于引进本地区外的外来生物导致的农作物和牲畜死亡及生物多样性的下降甚至丧失，从而严重危害环境生物安全的情况，这种现象称为生物入侵，也有人称之为"生物污染"。例如，从国外引进的动物福寿螺（学名 *Pomacea canaliculata*）（图 1-15）和植物水葫芦（又名凤眼莲，学名 *Eichhornia crassipes*）等（图 1-16）。

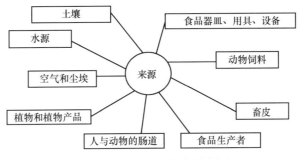

图 1-14 病原生物危害的来源

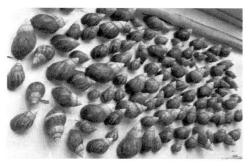
图 1-15　福寿螺

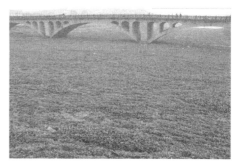
图 1-16　水葫芦

4. 生物恐怖事件　来自人为的生物恐怖事件。生物恐怖活动是指利用生物学手段或传染因子，如细菌[炭疽杆菌（*Bacillus anthraci*）]、病毒[天花病毒（Smallpox）]、真菌（玉米上的霉菌，图 1-17；真菌败血症，图 1-18）等，造成对人类的伤害和恐惧，包括投放或针刺传染性和有毒的生物物质等。如美国遭受炭疽袭击事件就是一个典型例子。不管人类和平事业如何发展，世界局部战争或冲突每天都在发生，恐怖分子利用致病微生物搞恐怖活动而引发生物危害。生物恐怖活动具有攻击对象的广泛性、手段的多样性、事件的突发性、后果的延续性、防御的艰难性等特点，给人们带来的恐惧更大、时间更长，其破坏作用也就更大。

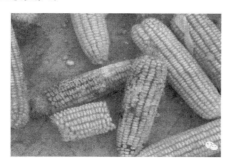
图 1-17　玉米上的霉菌

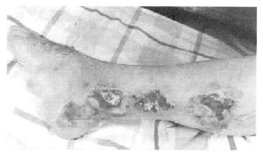
图 1-18　真菌败血症

（四）生物性危害的途径

1. 病原生物的危害途径　生产原料和生产环境中存在的对职业人群健康有害的致病微生物、寄生虫及动植物、昆虫等及其所产生的生物活性物质统称为生物性有害因素。例如，附着于动物皮毛上的炭疽杆菌、布氏杆菌、蜱媒森林脑炎病毒、支原体、衣原体、钩端螺旋体，以及滋生于霉变蔗渣和草尘上的真菌或真菌孢子之类致病微生物及其毒性产物；某些动物、植物产生的刺激性、毒性或变态反应性生物活性物质，如鳞片、粉末、毛发、粪便、毒性分泌物、酶或蛋白质和花粉等；禽畜血吸虫尾蚴、钩蚴、蚕丝、蚕蛹、蚕茧、桑毛虫、松毛虫等，种类繁多。主要危害途径有如下 4 种：

（1）微生物污染：微生物污染的菌源主要包括细菌及细菌毒素、霉菌及霉菌毒素等。这些微生物污染食品后，在适宜的条件下可大量生长繁殖，使食物的感官性质恶化、营养价值降低，甚至引起严重的腐败、霉烂和变质，产生各种危害人体健康的毒素，进而引起各种疾病和食物中毒（图 1-19）。

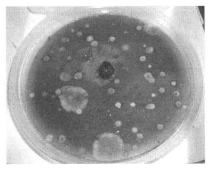
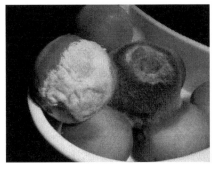

图 1-19　发霉的年糕（培养皿中）和水果

（2）黄曲霉等毒素污染：黄曲霉毒素是黄曲霉菌产生的一种代谢产物。黄曲霉菌广泛存在于自然环境中，其中有 30%～60% 的菌株能产生黄曲霉毒素（以黄曲霉毒素 B1 为代表）。受污染的食物主要有粮食、花生、豆类、食用油、发酵食品等（图 1-20），其中以玉米、花生和花生油最易霉变而产生黄曲霉毒素。黄曲霉毒素耐高温，一般加热烹调破坏不了它的毒性。黄曲霉毒素为致癌物质，食用后可发生肝癌等疾病。对动物有剧烈的急性毒性和明显的慢性毒性，具有很强的致突变、致畸、致癌作用。

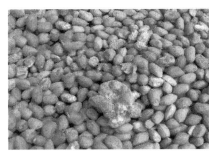
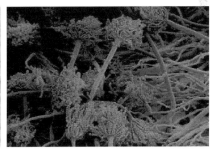

图 1-20　花生黄曲霉

防止黄曲霉毒素污染食品，应加强粮油食品的检查，检验合格，方可使用；要做好食品储存中的防霉工作，经常检查储存的粮油，做到保持干燥、防止霉变。

（3）寄生虫和虫卵污染：寄生虫和虫卵污染食物，污染源主要为患者、病畜及水生物。污染方式多为患者、病畜的粪便污染水源或土壤，从而使家畜、鱼类及蔬菜受到感染或污染。危害人类健康的寄生虫主要有蛔虫、蛲虫、绦虫、线虫、刺球绦虫、肺吸虫、肝吸虫、旋毛虫等（图 1-21～图 1-24）。

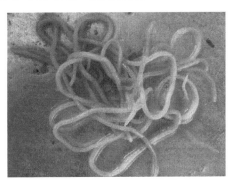

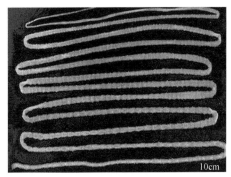

图 1-21　人蛔虫　　　　　　　　　　图 1-22　猪绦虫

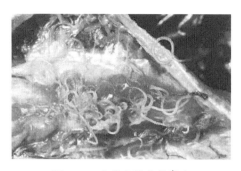

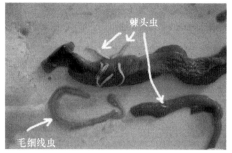

图 1-23　小黄鱼体中的线虫　　　　　　图 1-24　鳝鱼体中的棘头虫

（4）昆虫污染：昆虫污染食物是通过昆虫卵污染的，在温度、湿度适宜时，各种害虫可迅速繁殖，如粮食中的甲虫类、蛾类、螨虫类（图 1-25）；鱼、肉、酱、腌菜中的蝇蛆（苍蝇幼虫）（图 1-26）；腌鱼中的干酪蝇幼虫等。干果、枣、栗及含糖多的食品易受侵害。昆虫污染食物的特点：食物被大量破坏，感官性质恶化，营养质量降低，甚至完全失去食用的价值。

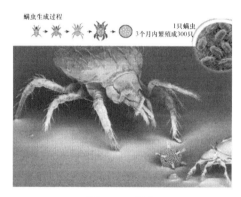

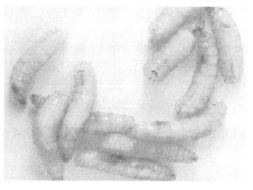

图 1-25　螨虫　　　　　　　　　　图 1-26　蝇蛆

2. 外来生物、转基因生物和生物恐怖事件的危害　非高校实验室安全问题，在此不做详述。

（五）病原生物对人体的危害

病原生物对人体可引发各类传染病，对职业人群健康的危害需特别关注，除引起如炭疽、布鲁菌病、森林脑炎、艾滋病（限于医疗卫生人员及人民警察）、莱姆病五种传染性职业病之外，因病原体不同，也可引起鼠疫、口蹄疫、挤奶工结节、牧民狂犬病、钩端螺旋体病等疾病。尤其是前几年流行的传染性非典型肺炎、人感染高致病性禽流感和猪链球菌病等新的传染性疾病，对禽、畜类相关行业职业人群的健康造成了较大的影响。

1. 这类生物性危害导致的人类传染性疾病可分为 5 类：
（1）职业性细菌传染病，如炭疽、布鲁菌病等。
（2）职业性病毒传染病，常见的有森林脑炎、口蹄疫、牧民狂犬病等。
（3）职业性真菌病，如放线菌病、皮肤真菌病等。
（4）职业性螺旋体传染病，如钩端螺旋体病。

（5）职业性寄生虫病，常见的有包囊虫病、绦虫病、钩虫病等。这类职业性传染病往往与非职业性传染病同时存在，具有地区性。

2. 相对比较常见的传染性职业病有炭疽、布鲁菌病、森林脑炎三种，其致病微生物分别为炭疽杆菌、布氏杆菌、森林脑炎病毒。

（1）炭疽：是炭疽杆菌所致的一种人畜共患的急性传染病，主要发生于草食动物，人接触病畜及其产品后而被感染。炭疽是我国法定职业病之一，有 5 种病型，皮肤炭疽最常见（图 1-27），肠炭疽极罕见，肺炭疽较少见，脑膜炎型炭疽多继发于肺、肠道和严重皮肤炭疽（也可能直接发生），败血症型炭疽多继发于肺、肠道和严重皮肤炭疽（也可能直接发生）。

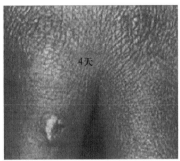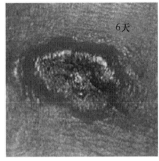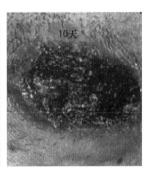

图 1-27　皮肤炭疽患者的伤口

炭疽杆菌为有荚膜革兰氏阳性需氧芽孢杆菌。炭疽杆菌在宿主体内或含有血清的培养基上有荚膜形成（图 1-28）。荚膜具有抗吞噬作用和很强的致病性。炭疽杆菌在活的动物体内不形成芽孢。在体外，暴露于充足氧气和适当温度下可形成芽孢（图 1-29）。芽孢耐受性强。细菌的繁殖体抵抗力弱，对热和普通消毒剂都非常敏感。

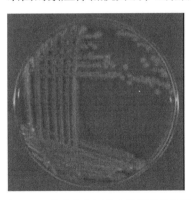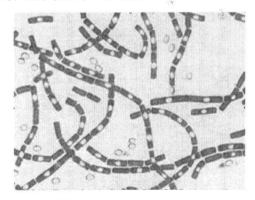

图 1-28　炭疽芽孢杆菌血琼脂培养物图　　　　图 1-29　炭疽杆菌及其芽孢

（2）布鲁菌病：是布氏杆菌（图 1-30、图 1-31）所致的一种人畜共患传染病，常见于牧区，也是我国法定职业病之一。布氏杆菌属革兰氏阴性短小球状杆菌，无鞭毛，不形成芽孢或荚膜，可分为 6 个种 19 个生物型。对人类致病的有马耳他布氏杆菌（羊种菌）、流产布氏杆菌（牛种菌）、猪布氏杆菌、犬布氏杆菌 4 种类型。其中，以羊种菌致病力最强，也最常见。该菌对外界环境的抵抗力较强，但对日光、热、常用消毒剂很敏感。

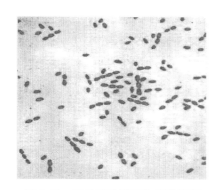

图 1-30　光学显微镜下的布氏杆菌

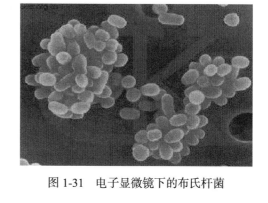

图 1-31　电子显微镜下的布氏杆菌

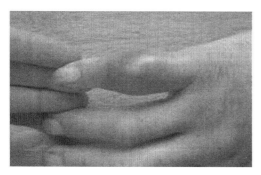

图 1-32　布鲁菌病患者发热伴关节肿痛

布氏杆菌可引起菌血症、败血症或毒血症。单核巨噬细胞系统内生长繁殖的病原菌多次进入血流，使临床症状反复加重，形成波浪式热型，主要表现为发热、多汗和关节肌肉疼痛（图 1-32）。

（3）职业性森林脑炎：森林脑炎，又名蜱传脑炎，是由森林脑炎病毒经硬蜱（图 1-33、图 1-34）媒介所致的自然疫源性疾病。劳动者在森林地区从事职业活动中，因被蜱叮咬而感染的森林脑炎，即为职业性森林脑炎。森林脑炎病毒属于黄病毒科黄病毒属，其形态结构、培养特性及抵抗力均类似乙脑病毒。该病毒耐低温，对外界因素的抵抗力不强，对高温和消毒剂敏感。病毒侵入人体后，大多数患者呈隐性感染或临床表现轻微。本病的病理变化与乙脑相似，神经系统出现广泛的炎症病变。神经细胞有变性、坏死和脑组织软化灶等，病变涉及大脑、间脑、脑干、脊髓，重者可波及延髓，因呼吸衰竭而死亡。

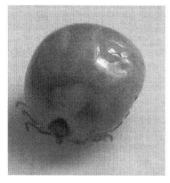
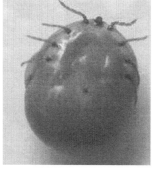
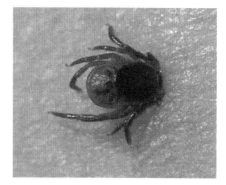

图 1-33　吸满人血的蜱虫

图 1-34　头部钻入人体皮肤的蜱虫

第二节　生　物　安　全

一、生物安全的概念

广义的生物安全是国家安全的组成部分，它是指与生物有关的各种因素对国家社会、经济、人民健康及生态环境所产生的危害或潜在风险。在这个定义中，与生物有关的因素是生物安全问题的主体，社会、经济、人类健康和生态环境是承载生物安全的客体。现实危害或潜在风险是生物安全的效应。与生物有关的因素主要有自然界天然的生物因子、转基因生物和生物技术三类：

1. 自然界天然的生物因子 主要包括动物、植物、微生物。由微生物特别是致病性微生物所导致的安全问题，如生物武器、生物恐怖、重大传染病的暴发流行等，是人类社会所面临的最重要和最现实的生物安全问题，与医学密切相关，本教程所阐述的生物安全主要为此类。

2. 转基因生物 随着生物技术的广泛应用，转基因生物安全问题正日益受到国际社会的广泛关注。

3. 生物技术 特别是生物技术的滥用对人类健康、生态环境及社会、经济有可能造成严重危害，已经成为国际社会一个重大的安全问题。

狭义的生物安全是指生物性的传染媒介通过直接感染或间接破坏环境而导致对人类、动物或者植物的真实或者潜在的危险，如微生物学实验室的安全隐患。微生物实验室管理上的疏漏和意外事故不仅可以导致实验室工作人员的感染，也可造成环境污染和大面积人群感染。实验室生物安全是在保护样品的同时，确保样品不污染人员和环境。实验室生物安全的关键环节包括个人防护、废物消毒灭菌处置和环境保护三方面。下面列出的生物安全标准概括了传染性微生物和实验动物工作中的四个级别所包括的主要要素，根据给人体、环境、社会提供的保护情况不同而确定出不同的级别。

二、生物安全实验室

生物安全实验室（biosafety laboratory），也称生物安全防护实验室（biosafety containment for laboratories），是通过防护屏障和管理措施，能够避免或控制被操作的有害生物因子带来的危害，达到生物安全要求的生物实验室和动物实验室。依据实验室所处理对象的生物危险程度，把生物安全实验室分为四级，其中一级对生物安全隔离的要求最低，四级最高。生物安全实验室的分级见表 1-1。

表 1-1 生物安全实验室的分级

实验室分级	处理对象
一级	对人体、动植物或环境危害较低，不具有对健康成人、动植物致病性的病原体，如犬传染性肝炎病毒、非感染性大肠杆菌、麻疹病毒、腮腺炎病毒等（第四类）
二级	对人体、动植物或环境具有中等危害或具有潜在危险的病原体，对健康成人、动物和环境不会造成严重危害。具备有效的预防和治疗措施，如艰难梭菌、甲/乙与丙型肝炎病毒、流感病毒、沙门氏菌、腮腺炎病毒、麻疹病毒、抗药性金黄色葡萄球菌、鹦鹉热衣原体等（第三类）
三级	对人体、动植物或环境具有高度危险性，主要通过气溶胶使人传染上严重的甚至是致命疾病，或对动植物和环境具有高度危害的病原体。通常具备预防治疗措施，如炭疽芽孢杆菌、鼠疫杆菌、结核分枝杆菌、SARS 病毒、狂犬病毒、黄热病毒、艾滋病毒、贝纳立克次体等（第二类）
四级	对人体、动植物或环境具有高度危险性，通过气溶胶途径传播或传播途径不明，或未知的、危险的病原体。没有预防治疗措施，如埃博拉病毒、马尔堡病毒、拉沙热病毒、克里米亚-刚果出血热病毒、天花病毒及其他各种出血性疾病病毒等（第一类）

生物安全实验室一般实施两级隔离。一级隔离通过生物安全柜、负压隔离器、正压防

护服、手套、眼罩等实现；二级隔离通过实验室的建筑、空调净化和电气控制系统来实现。二级至四级生物安全实验室应实施两级隔离。生物安全实验室二级隔离的主要技术指标应符合表 1-2 的规定。表中的噪声不包括生物安全柜、动物隔离器的噪声，如果包括上述设备的噪声，则最大不应超过 68dB（A）。

表 1-2 生物安全实验室的主要技术指标

名称	洁净度级别	换气次数	与由室内向外方向上相邻相通房间的压差(Pa)	温度（℃）	相对湿度（%）	噪声 dB（A）	最低照度（lx）
一级	/	可自然通风	/	16～28	≤70	≤60	300
二级	8～9	非实验动物时可回风 ≤50% 全新风：8～10 次/小时	−10～−5	18～27	30～65	≤60	300
三级	7～8	全新风：10～15 次/小时 主要保护环境：可回风 ≤30%	−25～−15	20～26	30～60	≤60	500
四级	7～8	全新风：>10～15 次/小时	−30～−20	20～25	30～60	≤60	500

注：/，不做要求。

三、生物安全级别标准及操作要求

（一）生物安全一级（BSL-1，P1，基础级）

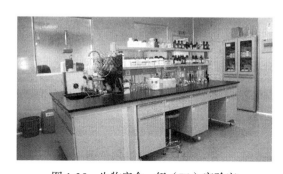

图 1-35 生物安全一级（P1）实验室

BSL-1 进行实验研究用的是非常熟悉的病原体，如犬传染性肝炎病毒、非感染性大肠杆菌、麻疹病毒、腮腺炎病毒，以及非传染性的病菌与组织。这类病原体或组织不会经常引发健康成人疾病，对实验人员和环境潜在危险小。实验室不需要与建筑物中的一般行走区分开。一般实验人员按照标准的微生物操作，在开放的实验台面上开展实验，不需要生物安全柜。不要求，一般也不使用特殊的防护设备和设施（图 1-35）。

1. 标准微生物操作

（1）在进行有关培养物及样品实验时，未经实验室主管领导同意，限制或禁止进入实验室。

（2）进行活体处理后，实验人员要洗手；离开实验室前脱手套。

（3）不许在工作区域饮食、吸烟、清洗隐形眼镜和化妆。不允许在工作区存放食物和日常生活用品。在实验室中需戴口罩或面罩。食物应存放在工作区域以外专用橱柜或冰箱中。

（4）不能用嘴移液，只能用机械装置移液。

（5）制定锐器安全使用规范。

（6）所有的操作过程应尽量细心，避免产生溅出和气溶胶。

（7）活体溅出时，进行台面消毒。

（8）所有的培养物、储存物及其他规定的废物在释放前，均应使用可行的消毒方法进行消毒，如高压灭菌。转移到就近实验室消毒的物料应置于耐用、防漏容器内，密封运出实验室。

（9）当存在传染源时，应在实验室入口处贴生物危险标志，并显示以下信息：实验中的病原体名称、研究者姓名及电话号码。

（10）实施控制昆虫和啮齿动物的程序。

2. 特殊操作 无。

3. 安全设备（第一道屏障）

（1）一般无需使用生物安全柜等专用安全设备。

（2）工作人员在实验时应穿工作服，戴防护眼镜。

（3）工作人员手上有皮肤破损或皮疹时应戴手套。

4. 实验室设施（第二道屏障）

（1）实验室应设置门以控制进入，并配备一个洗手池，宜设置在靠近出口处。

（2）实验室围护结构内表面应易于清洁。地面应防滑、无缝隙，不得铺设地毯。

（3）实验台表面应能防水、耐热、耐有机溶剂、耐酸碱和耐用于工作台面及设施消毒的其他化学物质，并应能承受预期的重量且符合使用要求。

（4）实验室中的家具应牢固。为易于清洁，各种家具和设备之间应增加生物废弃物容器的台（架）。

（5）实验室如有可开启的窗户，应设置纱窗。

（二）生物安全二级（BSL-2，P2，基础级）

BSL-2 进行实验研究用的病原体是一些已知的中等危险程度的并且与人类某些常见疾病相关的病菌，这类病菌仅给人类造成轻微的疾病，或者是难以在实验室环境中的气溶胶中生存，如艰难梭菌、大部分的衣原体、甲/乙与丙型肝炎病毒、流感病毒、莱姆病螺旋体、沙门氏菌、腮腺炎病毒、麻疹病毒、抗药性金黄色葡萄球菌等。操作者必须经过相关实验的操作培训并且由专业科研人员指导。实验中对易于污染的物质或者可能产生污染的情况需要进行预先的处理准备。有可能涉及有害生物或者产生有害物质的实验操作都应该在生物安全柜内进行（最好使用二级的生物安全柜）（图 1-36）。

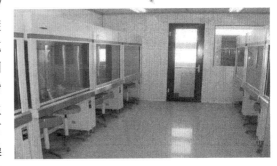

图 1-36 生物安全二级（P2）实验室

BSL-2 与 BSL-1 类似，适合于对人和环境有中度潜在危险的病原体，与 BSL-1 的区别在于：①实验人员均接受过病原体处理方面的特殊培训，并由有资格的科学工作者指导。②进行实验时，限制进入实验室。③对于污染的锐器，要特别注意。④某些可能产生传染性气溶胶或飞溅物的过程，应在生物安全柜或其他物理防护设备中进行。

1. 标准微生物操作

（1）实验时，未经实验室主管领导同意，限制或禁止进入实验室。

（2）进行活体处理后，实验人员要洗手；离开实验室前脱手套。

（3）不许在工作区域饮食、吸烟、清洗隐形眼镜和化妆。食物应存放在工作区域以外专用橱柜或冰箱中。

（4）不能用嘴移液，只能用机械装置移液。

（5）制定锐器安全使用规范。

（6）所有的操作过程应尽量细心，避免产生溅出和气溶胶。

（7）实验完毕、下班前、活体溅出或溢出时，都应使用对病原体有效的消毒剂进行台面消毒。

（8）所有的培养物、储存物及其他规定的废物在释放前，均应使用可行的消毒方法进行消毒，如高压灭菌。转移到就近实验室消毒的物料应置于耐用、防漏容器内，密封运出实验室。离开该系统进行消毒的物料，在转移前应包装，其包装应符合有关病原生物管理法规。

（9）实施控制昆虫和啮齿动物的程序。

2. 特殊操作

（1）在开展有关传染病原体工作时，实验室主管领导应禁止或限制人员进入实验室。一般情况下，易感人员或感染后会出现严重后果的人员，不允许进入实验室或动物房，实验室主管领导对每种情况的估计和决定谁能进入实验室或动物房工作负有最终责任。

（2）实验室主管领导应制定规章和程序（包括生物安全程序），只有告知潜在风险并符合进入实验室特殊要求（如经过免疫接种）的人，才能进入实验室。对于有特殊风险的人员，要求阅读相应规章并在工作及程序上遵照执行。

（3）存在外源性病原体时，实验室入口处应贴有生物危险标志，并显示以下信息：有关病原体、生物安全级别、免疫接种要求、研究人员姓名、电话号码、在实验室中必须佩戴个人防护设施、进出实验室所要求的程序。

（4）实验室人员需要接受适当的及与实验室中处理或将要处理的病原体有关的免疫接种或测试（如乙肝免疫接种或 TB 皮试）。

（5）根据所处理的病原体或设施的功能，应适时或定期收集和储存适合于实验室人员和有风险人员使用的基本血清样品，以及其他血清样品。

（6）实验室主管领导保证实验及其辅助人员接受适当的培训，包括与实验有关的可能存在的风险、防止暴露的必要措施和暴露评估程序。当程序必须改变时，有关人员必须每年更新知识，接受附加培训。

（7）对于污染的锐器，必须时刻保持高度的警惕，包括针头、注射器、玻片、加样器、毛细管、手术刀。

1）针头和注射器或其他锐器应限制在实验室内，灌肠、静脉切开放血或实验动物液体吸出等实验，尽可能避免使用锐器。可能时用塑料器具代替玻璃器具。

2）注射和吸取感染材料时，只能使用针头固定注射器或一次性注射器。用过的一次性针头必须弯曲、切断、破碎、重新套上针头套、从一次性注射器上去掉，或在丢弃前进行人工处理，存放于专门收集废弃锐器的容器中。非一次性锐器必须放置在坚壁容器中，转移至处理区高压灭菌消毒。

3）打碎的玻璃器皿不能直接用手处理，必须用其他工具处理，如刷子和簸箕、夹子或镊子。盛有被污染的针头、锐器、碎玻璃的容器在丢弃前，应按规定进行灭菌消毒。

（8）培养物、组织，体液标本，或具有潜在传染性的废物要放入带盖的容器中，以防在收集、处理、储存、运输或装卸过程中泄漏。

（9）按日常程序，在有关传染源的工作结束后，尤其是传染源溅出或洒出后或受到其他传染源污染后，实验室设备和工作台面应当使用有效的消毒剂消毒。污染的设备在送去修理、维护前，要按照规定进行灭菌消毒；在离开设施转移前，要按照规定打包运输。

（10）溅出或偶然事件中，如有实验人员明显暴露于传染源时，要立即向实验室主管领导报告。进行适当的医学评估、观察、治疗，保留书面记录。

（11）与实验无关的动物不允许进入实验室。

3. 安全设备（第一道屏障）

（1）确定可能形成传染性气溶胶或溅出物的实验过程，包括离心、研磨、匀浆、剧烈振荡或混匀、超声波破裂、开启装有传染源的容器（容器内部的压力可能与大气压不一致）、动物鼻孔接种、从动物或胚胎卵采集感染组织等，必须使用确保正常运行的生物安全柜（最好是二级生物安全柜），或其他合适的人员防护设施或物理防控装置。

（2）涉及高浓度或大体积的传染源时，若选用密封转头或带安全罩的离心机，若转头或安全罩仅在生物安全柜中打开，则可在开放实验室内离心。

（3）当必须在生物安全柜外处理微生物时，需采取面部保护措施（眼罩、口罩、面罩或其他防溅装置），以免传染源或其他有害物溅或洒到脸上。

（4）在实验室内，必须使用专用的防护性外衣、大褂、罩衫或实验服。人员到非实验室区域（如咖啡屋、图书馆）时，防护服必须脱下留在实验室内。防护服可以在实验室内处理，也可以在洗衣房中洗涤，但不能带回家中。用过的工作服应先在实验室中消毒，然后统一洗涤或丢弃。

（5）可能接触潜在传染源、被污染的表面或设备时，要戴手套。戴两副手套更合适。污染的手套要处理，当有关传染源工作结束时或手套破损时，要去掉手套。一次性手套不用清洗、不能重复使用，不能用于接触洁净物件的表面（键盘、电话等），也不应当戴着手套到实验室外。要备有带滑石粉的乳胶手套。脱掉手套后，要洗手。

4. 实验室设施（第二道屏障）

（1）新建实验室选址要远离公共场所，实验室出口应有发光指示标志。

（2）每个实验室应具备带锁的门、可自动关闭。配备一个洗手池和眼睛冲洗装置。

（3）应设置实施各种消毒方法的设施，如高压灭菌锅、化学消毒装置等对废弃物进行处理。

（4）实验室设计要便于清洗，实验台、安全柜及设备之间的空间应便于打扫，实验室内不适宜用地毯。

（5）实验台表面应能防水、耐热、耐有机溶剂、耐酸碱和耐用于工作台面及设施消毒的其他化学物质，并应能承受预期的重量并符合使用要求。

（6）实验室使用的椅子及其他器具，应覆盖易于清洗的非织物。

（7）光线适宜于开展所有的工作，避免反光和闪光，以免妨碍视觉。

（8）实验室宜有不少于每小时3～4次的通风换气次数。

（9）安装生物安全柜时，要考虑到房间的通风和排风，不会导致生物安全柜超出正常参数运行。

（10）生物安全柜应远离门、能打开的窗，远离行走区，远离其他可能引起风压混乱的设备，保证生物安全柜气流参数在有效范围内。

（11）添置新设备时，应考虑机械通风系统输送的气流不会影响实验室外部空气的循环。如有窗户应装防止苍蝇蚊虫的窗纱。

附：生物安全柜的操作要点

1. 生物安全柜使用中存在局限性，当出现溢出、破损或不良操作时，安全柜无法起到保护操作者的作用。

2. 生物安全柜运行正常时才能使用。

3. 生物安全柜在使用中不能打开玻璃观察挡板。

4. 安全柜内应尽量少放置器材或标本，不能影响后部压力排风系统的气流循环。

5. 安全柜内不能使用本生灯，否则燃烧产生的热量会干扰气流并可能损坏过滤器。

6. 所有工作必须在工作台面的中后部进行，并能够通过玻璃观察挡板看到。

7. 尽量减少操作者身后的人员活动。

8. 操作者不应反复移出和伸进手臂以免干扰气流。

9. 不要使实验记录本、移液管及其他物品阻挡空气格栅，因为这将干扰气体流动，引起物品的潜在污染和操作者的暴露。

10. 工作完成后及每天下班前，应使用适当的消毒剂对生物安全柜的表面进行擦拭。

11. 在安全柜内的工作开始前和结束后，安全柜的风机应至少运行 5min。

12. 在生物安全柜内操作时，不能进行文字工作。

（三）生物安全三级（BSL-3，P3，防护级）

BSL-3 进行实验研究用的病原体一般是通过呼吸传染而导致严重的或潜在的致命性疾病，但目前已经有治疗方法，包括各种细菌、寄生虫和病毒，如炭疽芽孢杆菌、鼠疫杆菌、结核分枝杆菌、伤寒杆菌、SARS 病毒、狂犬病毒、黄热病毒、利什曼原虫、贝纳立克次体、艾滋病毒等。需要保护实验人员避免暴露于这些有潜在危险的物质，通常使用二级或者三级的生物安全柜（图 1-37）。

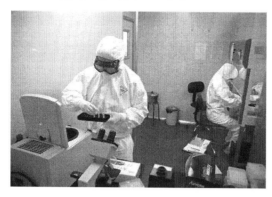
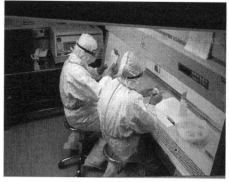

图 1-37　生物安全三级（P3）实验室操作间

BSL-3 应用于临床、教学、研究或药物生产设施，所有与传染源操作有关的步骤，都在生物安全柜或其他物理防控装置中进行，或由穿戴合适防护服及设备的实验人员进行。实验室经过特殊设计和施工，在 BSL-3 设施中还需做到：①将实验室内废气排出室外；②实验室的通风经过平衡以向室内提供定向气流；③工作时禁止进入实验室；④严格遵照或使用 BSL-3 中推荐的标准微生物操作、特殊操作和安全设备。

1. 标准微生物操作

（1）实验时，由实验室主管领导决定限制或禁止进入实验室。

（2）接触传染源的人员在离开实验室取下手套后，要洗手。

（3）实验室内严禁饮食、吸烟、清洗隐形眼镜和化妆。实验室内戴隐形眼镜的人，也要戴防护眼镜和面罩。食品要存放在工作区外专用的橱柜和冰箱中。

（4）不能用嘴移液，只能用机械装置移液。

（5）制定锐器安全使用规范。

（6）所有的操作过程应尽量细心，避免产生气溶胶。

（7）至少每天一次，或有活体洒出时，对工作台面进行消毒。

（8）所有的培养物、储存物及其他规定的废物在释放前，均应使用可行的消毒方法进行消毒，如高压灭菌。转移到就近实验室消毒的物料应置于耐用、防漏容器内，密封运出实验室。来自 BSL-3 实验室的传染性废物转移至他处释放前应消毒。

（9）实施控制昆虫和啮齿动物的程序。

2. 特殊操作

（1）实验室主管领导对进入实验室进行控制，限制项目有关人员及辅助人员进入。实验时，关闭实验室的门。

（2）未成年人、易感人员或感染后会出现严重后果的人员，不允许进入实验室或动物房。

（3）当实验室或防控设施中有传染源和感染动物时，所有实验室和动物房入口处，应贴有危险警告标志和常用的生物危险符号，并显示以下信息：有关病原体、实验室主管领导和有关责任人的姓名和电话、进入实验室的特别要求（如必须戴口罩，或采取其他的个人防护措施）。

（4）实验室人员接受适当的和与实验室中处理或将要处理的病原体有关的免疫接种或测试（如乙肝免疫接种或 TB 皮试），必要时根据所处理的病原体定期进行皮试。

（5）根据所处理的病原体或设施的功能，应适时或定期收集和储存适合于实验室人员及有风险人员使用的基本血清样品，以及其他血清样品。

（6）实验人员及其辅助人员应接受适当的培训，包括与实验有关的可能存在的风险、防止暴露的必要措施和暴露评估程序。当程序必须改变时，有关人员必须每年更新知识，接受附加培训。

（7）所有进入实验室的人员必须熟练掌握标准微生物操作及技能，熟练掌握特殊实验室设施的操作和运行，其中可能包括人致病菌或细胞培养物处理的重要技术，或由实验室主管领导或其他熟悉微生物安全操作及技能的人员提供特殊培训课程。

（8）必须经常对所有污染的锐器采取高度预防措施，包括针头和注射器、玻片、移液管、毛细管和手术刀。

1）针头和注射器或其他锐器应限制在实验室内，灌肠、静脉切开放血或实验动物液体吸出等实验，尽可能避免使用锐器。可能时用塑料器具代替玻璃器具。

2）注射和吸取感染材料时，只能使用针头固定注射器或一次性注射器。用过的一次性针头必须弯曲、切断、破碎、重新套上针头套、从一次性注射器上去掉，或在丢弃前进行人工处理，存放于专门收集废弃锐器的容器中。非一次性锐器必须放置在坚壁容器中，转移至处理区灭菌消毒。

3）打碎的玻璃器皿不能直接用手处理，必须用其他工具处理，如刷子和簸箕、夹子或镊子。盛有被污染的针头、锐器、碎玻璃的容器在丢弃前，应按规定进行灭菌消毒。

（9）所有与传染源有关的实验操作，都应在生物安全柜或其他物理防控设备中进行。不允许在开放的实验台上和在开放的设施中开展实验。

（10）传染源洒出或溅出后或受到其他传染源污染后，实验室设备和工作台面应当使用有效的消毒剂消毒。

1）洒出的传染源需由专业人员或由经过适当培训且配有装备的处理高浓度传染源的人员进行消毒、处理、清洗。在实验室内制定并公布可能造成溅洒的实验程序。

2）污染的设备，在离开设施送去修理、维护或打包运输前，要按照规定程序进行消毒。

（11）培养物、组织，体液标本，或具有潜在传染性的废物要放入容器中，以防在收集、处理、储存、运输或装卸过程中泄漏。

（12）实验室里所有可能被污染的废弃物品（如手套、实验服等），在丢弃或重新使用之前，必须经过严格消毒。

（13）洒漏或偶然事件中，实验人员明显或可能暴露于传染源时，要立即向实验室主管领导报告。进行适当的医学评估、观察、治疗，保留书面记录。

（14）与所进行的实验工作无关的材料（如植物、动物和衣服）不允许带入实验区域。

3. 安全设备（第一道屏障） BSL-3 实验的所有程序都在三级生物安全柜中进行，或者穿戴装备生命支持系统的正压个人防护服，在二级生物安全柜中进行。

（1）所有涉及感染性材料的操作应在生物安全柜中进行。当这类操作不得不在生物安全柜外进行时，必须采用个体防护与使用物理抑制设备的综合防护措施。

（2）在进行感染性组织培养、有可能产生感染性气溶胶的操作时，必须使用个体防护设备。

（3）当不能安全有效地将气溶胶限定在一定范围内时，应使用呼吸保护装置。

（4）工作人员在进入实验室工作区前，应在专用的更衣室（或缓冲间）穿背开式工作服或其他防护服。工作完毕必须脱下工作服，不得穿工作服离开实验室。可再次使用的工作服必须先消毒后清洗。

（5）工作时必须戴手套（两副为宜）。一次性手套必须先消毒后丢弃。

（6）在实验室中必须配备有效的消毒剂、眼部清洗剂或生理盐水，且易于取用。可配备应急药品。

4. 实验室设施（第二道屏障） 同 BSL-2。

（1）实验台表面应不透水，耐腐蚀、耐热。

（2）实验室中的家具应牢固。为易于清洁，各种家具和设备之间应保持一定间隙。应有专门放置生物废弃物容器的台（架）。

（3）实验室内所有的门均可自动关闭。

（4）缓冲间形成进入实验间的通道必须设两道联锁门，当其中一道门打开时，另一道门自动处于关闭状态。

（5）实验室中必须设置不产生蒸汽的高压灭菌锅或其他消毒装置，同时设置洗眼装置。

（6）实验间与外部应设置传递窗。传递窗双门不得同时打开，传递窗内应设物理消毒装置。感染性材料必须放置在密闭容器中方可通过传递窗传递。

（7）必须在实验室入口处的显著位置设置压力显示报警装置，显示实验间和缓冲间的负压状况。当负压指示偏离预设区间必须能通过声、光等手段向实验室内外的人员发出警报。

（8）实验室出口应有发光指示标志。

（9）实验室内外必须设置通信系统。

（10）实验室内的实验记录等资料应通过传真机（或其他网络方式）发送至实验室外。

（四）生物安全四级（BSL-4，P4，最高防护级）

BSL-4 进行实验研究的病原体是一些具有极高危险性并且可以致命的病原微生物或有毒物质，可以通过空气传播并且无有效的疫苗或者治疗方法来处理，如埃博拉病毒、马尔堡病毒、拉沙病毒、克里米亚-刚果出血热病毒、天花病毒，以及其他各种出血性疾病病毒。实验人员必须经过严格规范的培训，并且熟悉相关操作和保护设施，以及相应的预防措施。实验人员处理这类生物危害病原体时必须且具强制性地使用独立供氧的正压防护衣。严禁实验人员独自留在 BSL-4 实验室工作。进出实验室必须严格控制，实验室要求单独建造或建在与其他任何地方都分离的独立房间，并且要求配备详细的关于 BSL-4 实验室的操作手册。

BSL-4 所有实验程序都必须在三级生物安全柜中进行，或者穿戴连身式具备生命支持系统通风设备的正压个人防护服、在二级生物安全柜中进行。在更衣室内更换实验衣物，离开更衣室前除去个人防护设备。

BSL-4 实验室有两种模式：生物安全柜实验室（三级生物安全柜）和防护服实验室（实验人员穿防护服）。在安全柜型实验室中，所有微生物的操作均在 III 级生物安全柜中进行。在穿着正压服型实验室中，工作人员必须穿着特殊的正压服式保护服装。也可以在同一设施中，两种模式结合使用，但每种模式必须符合该模式的所有要求（图 1-38）。所有工作人员进入实验室时都必须换上全套实验室服装，包括内衣、内裤、衬衣或连衫裤、鞋和手套等。所有这些实验室保护服在淋浴和离开实验室前均必须在更衣室内脱下。

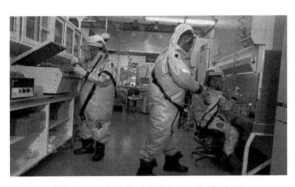

图 1-38　生物安全四级（P4）实验室

生物安全柜可分为一级、二级和三级三大类（图 1-39），满足不同的实验研究和防疫要求。安全柜的分类级别与生物安全等级无关。所有类型的生物安全柜都在排气口和进气口使用 HEPA 过滤器。

一级生物安全柜：本身无风机，依赖外接通风管中的风机带动气流，由于不能保护柜内产品，目前已较少使用（图 1-39 左）。

二级生物安全柜：是目前应用最为广泛的柜型。按照 NSF49 中的规定，二级生物安全柜依照入口气流风速、排气方式和循环方式可分为 4 个级别：A1 型、A2 型（原 B3 型）、B1 型和 B2 型。所有的二级生物安全柜都可提供工作人员、环境和产品的保护（图 1-39 中）。

三级生物安全柜：是为 BSL-3 和 BSL-4 级实验室生物安全等级而设计的，柜体完全气密，工作人员通过连接在柜体的手套进行操作，俗称手套箱（glove box），试验品通过双门的传递箱进出安全柜以确保不受污染，适用于高风险的生物试验（图 1-39 右）。

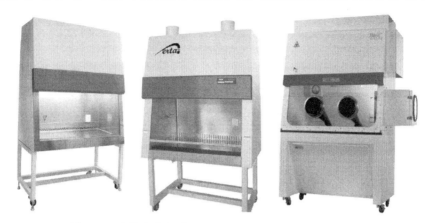

图 1-39　生物安全柜（左：一级；中：二级；右：三级）

1. 生物安全柜实验室基本要求

（1）BSL-4 实验室为独立的建筑物或建筑物内有明确界线的独立区。设施内的房间至少通过两道门后，才进入有三级生物安全柜的房间（生物安全柜室）。供进出生物安全柜室用的外内更衣室通过淋浴室隔开。不能通过更衣室进入生物安全柜室的材料、用品、设备，可通过设有双门高压灭菌锅、浸泡缸、烟熏消毒舱或通气间的防护屏障处（用于消毒）进入。

（2）实验开始前，每天检查所有的控制参数（如气流方向）和生命支持系统，保证实验室按照其运转参数正常运转。

（3）生物安全柜室和内更衣室的墙面、地面、天花板建成密封的内壳，以便于烟熏、防止动物和昆虫进出。地板整体密封、覆盖。内壳的内表面耐液体和化学试剂，便于该区域清洁和消毒。有关结构和表面的所有裂缝均密封。进入生物安全柜室和内更衣室的门框尽量小、能密封，便于消毒。生物安全柜室地板上的任何排水管直接通入废液消毒系统中。下水道开口和其他管道含有 HEPA 过滤器，防止动物钻入。

（4）实验台表面需要设计成一体或密封的台面，并能防水、耐热、耐有机溶剂、耐酸碱和用于工作台面及设施消毒的其他化学物质。

（5）实验室的操作台开口结构简单，能承受预期的重量并符合使用要求。实验台、安全柜及设备之间的空间应便于打扫、消毒。实验室使用的椅子及其他器具，应覆盖易于消毒的非织物。

（6）有免接触式或全自动操作的洗手池，洗手池应安装在生物安全柜室和外内更衣室的门附近。

（7）若有中央真空系统，生物安全柜室外的区域不需要抽真空。HEPA 过滤器应安装在离使用点和供应阀尽可能近的地方。过滤器的安装要便于就地消毒和更换。生物安全柜室的其他液体和气体供应系统，应有防回流装置保护。

（8）若有喷淋装置，应设在实验室外的走道里，自动或脚踏操作。喷淋装置的供水系统和实验室区域的供水系统分开，设防回流保护器。

（9）进入实验室的门可自动关闭，并且可上锁。

（10）任何窗户不能有破损，并密封。

（11）对于传递出三级生物安全柜和生物安全柜室的需要消毒的物料，备有双门高压灭菌锅。向防护屏障外开口的高压灭菌锅必须密封在防护屏障的墙上。高压灭菌锅门自动控制，使得向外的门只有在高压灭菌过程完成后才能打开。

（12）具备浸泡缸、烟熏消毒等消毒手段，对于不能在高压灭菌锅中消毒的物料和设备，必须能安全地从三级生物安全柜和生物安全柜室中转出。

（13）污染的内更衣室（包括厕所）和生物安全柜室中的洗手池、地面排水管（若使用）、高压舱以及其他来源的液流，通过可行的方法消毒（最好是热处理）后，才能排入污水管中。来自淋浴室、无污染厕所的液流，可不经过处理而排入污水管中。用于废液消毒的程序，必须在物理上和生物上均有效。

（14）设有明确的非循环的通风系统、平衡系统的供风和排风装置，保证气流方向从小危险区到潜在的大危险区。能对相邻区之间各自的气压/气流方向监视并具备报警功能。在无污染的更衣室入口处设有生物安全柜室气压监视装置。三级生物安全柜应直接接入排气系统。若三级安全柜和供气系统相连，应避免安全柜正向增压。

（15）生物安全柜室、内更衣室、通气间的供气和排气通过 HEPA 过滤器。在空气入口处进气，从所用空间排气。HEPA 过滤器应尽可能离供应源近，所有 HEPA 过滤器需要每年进行检测，更换下来的 HEPA 过滤器装置取下前就地消毒，或转入密封、不漏气的容器中消毒和（或）焚毁。

（16）BSL-4 设施的设计和操作程序必须有文字记录保存。设施必须经过测试以确保设计和操作参数在系统运转前已达到要求。另外，设施必须每年检测。

（17）实验室和外部应有适当的通信系统（如传声器、电话机、计算机、网络系统等）。

2. 防护服实验室基本要求

（1）防护服实验室为独立的建筑物或有明确界线的独立区。通过更衣区和消毒区，进入工作间（防护服实验室）。供进出用的外内更衣室通过淋浴室隔开。

（2）进入该区的人员必须穿着装备生命支持系统的一体正压防护服，通过 HEPA 过滤供应空气。生命支持系统包括充足的呼吸空气压缩罐、报警器、紧急备用呼吸空气罐。

工作人员离开该区前，需用消毒剂淋浴对防护服表面进行消毒。

（3）室内具备自动启动应急供电系统，至少保证排气系统、生命支持系统、报警器、灯光、进出控制和生物安全柜的正常运转。备有应急光源和通信系统。

（4）防护服实验区、消毒剂淋浴区、气塞的内壳所有缝隙都必须密封。

（5）实验开始前，每天检查所有的控制参数（如气流方向、消毒剂淋浴）和生命支持系统，保证实验室正常运转。

（6）对于传递出防护服实验室的需要消毒的废料，可使用防护屏障上的双门高压灭菌锅消毒。向防护服实验区外面开的高压灭菌锅门，必须密封在防护服实验区的外墙上，门自动控制，并且只有在高压灭菌过程完成后才能打开。配备用于消毒的浸泡缸、烟熏消毒舱或通气气塞，用于不能通过更衣室进出防护服区的物料、用品、设备。

（7）防护服区的墙面、地面、天花板及表面的所有的缝隙必须密封，以防蚊虫动物进入。防护服区内表面应耐液体和化学试剂，便于该区域清洁和消毒。防护服区地板上的排水管设有存水弯，内有对目标病原体显效的化学消毒剂，并和废液消毒系统直接相连。下水道开口和其他管道接合处有 HEPA 过滤器。

（8）防护服区的内部设施配件，如灯固定器、通气管道、公用管道的安装，应尽量减少水平表面积。

（9）实验台表面：防水、耐热、耐有机溶剂、耐酸碱和用于工作台面及设备消毒的化学物质。

（10）实验室的操作台开口结构简单，能承受预期的重量并符合使用要求。实验台、安全柜及设备之间的空间应便于清洁、消毒。实验室使用的椅子及其他器具，应覆盖易于消毒的非织物。

（11）防护服区设有免接触式或全自动操作的洗手池。内外更衣室应有洗手池。

（12）若有中央真空系统，防护服区外的区域不需要抽真空。HEPA 过滤器应安装在离使用点和供应阀尽可能近的地方。过滤器的安装要便于就地消毒和更换。防护服区其他液体和气体供应系统，应有防回流装置。

（13）进入实验室的门可自动关闭，并且可锁。消毒剂淋浴室的内外门和气塞的内外门互锁，防止两房间的门同时打开。

（14）任何窗户不能有破损，并密封。

（15）洗手池、地面排水管（若使用）、高压舱和防护屏障内其他来源的液流，通过可行的方法消毒（最好是热处理）后，才能排入污水管中。来自淋浴室、无污染厕所的液流，可不经过处理而排入污水管中。用于废液消毒的程序，必须在物理上和生物上均有效。

（16）设有明确的非循环的通风系统、平衡系统的供风和排风装置，保证气流方向从小危险区到潜在的大危险区。建议有备用供气扇，要求有备用排气扇。能对相邻区之间各自的气压/气流方向监视并报警，以指明系统故障。在无污染的更衣室入口处设有适当的气压可视监视装置，表明、证实各防护服区的气压。监视供气和排气装置气流，HVAC 控制系统可以避免实验室持续正向增压。

（17）防护服区、消毒淋浴间、消毒气塞的供气通过 HEPA 过滤器处理。来自防护服区、消毒淋浴间、消毒气塞的普通房间排气，再通过 HEPA 过滤器处理，然后向外释放。在空气入口处进气，从所用空间排气。HEPA 过滤器应尽可能靠近供应源。所有 HEPA 过滤器需要每年至少检测一次。HEPA 过滤器装置取下前可以就地消毒，或可将其转入密封、不漏气的一级容器中，然后消毒和（或）焚毁。对供气适当预过滤可延长排气 HEPA 过滤器的使用寿命。

（18）供气和排气点的布置，应当以减少防护服房间内通气空间死角为原则。

（19）防护服区经过处理的、来自二级生物安全柜的空气，可以释放到房间中或通过设施的排气系统向外排放。若通过设施排气系统向外排放处理后的空气，在连接排气系统时应考虑避免干扰生物安全柜或设施排气系统的空气平衡。

（20）防护服实验室设施的设计和操作程序必须规范化。所有设施使用前必须经过测试以确保设计和操作参数在系统运转前已达到要求。实验室设施必须每年至少检测校准一次。

（21）实验室和外部应有适当的通信系统。

3. 我国首个 P4 实验室（BSL-4）　2015 年 1 月 31 日，中国科学院武汉国家生物安全实验室（武汉 P4 实验室）在武汉建成，标志着我国正式拥有了研究烈性传染病的硬件条件。2018 年 1 月 4 日中国科学院武汉国家生物安全四级实验室通过国家卫生和计划生育委员会高致病性病原微生物实验活动现场评估，成为我国首个正式运行的 P4 实验室，标志着我国具有开展高级别高致病性病原微生物实验活动的能力和条件。为我国公共卫生科技支撑体系再添重器，最终成为我国新生疾病研究网络的核心部分。所有病毒都会依据风险进行危害评级,如埃博拉病毒属于 4 级危害,其培养和动物感染实验必须在 P4 实验室进行。有些病毒的传播风险尚不明确,也需要运输到 P4 实验室,进行高级别的研究。除中国外,全球公开的仅有法国、加拿大、德国、澳大利亚、美国、英国、加蓬(法国巴斯德所)、瑞典和南非 9 个国家和地区拥有 P4 实验室。

4. 四种生物安全等级相对应的要求标准(表 1-3)

表 1-3 四种生物安全等级相对应的要求标准

生物安全等级	生物安全水平	实验室类型	感染因子	实验室操作	安全措施
BSL-1 (P1)	一级生物安全水平(基础级)	基础的教学、研究	已知对健康成人和动物不造成疾病	GMT	1. 开放工作台 2. 防止节肢动物和啮齿动物进入 3. 实验室靠近出口处有洗手池 4. 实验室的窗户有纱窗 5. 适当的消毒设备
BSL-2 (P2)	二级生物安全水平(基础级)	初级卫生服务;诊断、研究	能引起人或动物发病,但一般情况下对健康工作者、群体、家畜或环境不会引起严重危害的病原体。实验室感染不导致严重疾病,具备有效治疗和预防措施,并且传播风险有限	GMT 加: 1. 限制进入 2. 加防护服、生物危害警示标记 3. 锐器谨慎使用 4. 制定安全手册,确定所有废物消毒	BSL-1 加: 1. 需 BSC 用于防护可能生成的气溶胶 2. 实验室门应带锁并可自动关闭 3. 应设洗眼设施、高压灭菌锅
BSL-3 (P3)	三级生物安全水平(防护级)	特殊的诊断、研究	能引起人或动物严重疾病,或造成严重经济损失,但通常不能因偶然接触而在个体间传播,或能用抗生素抗寄生虫药治疗的病原体	BSL-2 操作加: 1. 控制进入 2. 增加特殊防护服、独立送排风系统,定向气流 3. 所有废弃物及实验服消毒处理	BSL-2 加: 1. 自成隔离区,进入实验室的过道用物理方式隔开 2. 入口处采用自动关闭双层门 3. 实验室负压,污染区内设不排蒸汽的高压蒸汽灭菌器
BSL-4 (P4)	四级生物安全水平(最高防护级)	危险病原体研究	能引起人或动物非常严重的疾病,一般不能治愈,容易直接、间接或因偶然接触在人与人、人与动物或动物之间传播的病原体	BSL-3 操作加: 1. 进入实验室前更衣 2. 增加气锁入口 3. 出口处冲淋 4. 污染物品的特殊处理	BSL-3 加: 1. 穿着正压服 2. 双开门高压灭菌器(穿过墙体) 3. 经过滤的空气

注:BSC,生物安全柜;GMT,微生物学实验操作技术规范(详见本章第三节)。

第三节 微生物学实验操作技术规范

实验室伤害及与工作有关的感染主要是由于人为失误、不良实验技术及仪器使用不当造成的。本节概要介绍了避免或尽量减少这类常见问题的技术和方法。

1. 实验室中标本的安全操作 实验室标本的收集、运输和处理不当,会带来使相关人员感染的危险。

2. 标本容器 标本容器可以是玻璃的,但最好使用塑料制品。标本容器应当坚固,正确地用盖子或塞子盖好后应无泄漏。在容器外部不能有残留物。容器上应当正确地粘贴标签以便于识别。标本的要求或说明书不能贴在容器外面,而是要分开放置,最好放置在防水的袋子里。

3. 标本在设施内的传递　为了避免意外泄漏或溢出，应当使用盒子等二级容器，并将其固定在架子上使装有标本的容器保持直立。二级容器可以是金属或塑料制品，应该可以耐高压灭菌或耐受化学消毒剂的作用。密封口最好有一个垫圈，要定期清除污染。

4. 标本接收　需要接收大量标本的实验室应当安排专门的房间或空间。

5. 打开包装　接收和打开标本的人员应当了解标本对身体健康的潜在危害，并接受过如何采用标准防护方法的培训，尤其是处理破碎或泄漏的容器时更应如此。标本的内层容器要在生物安全柜内打开，并准备好消毒剂。

6. 移液管和移液辅助器的使用

（1）使用移液辅助器时，严禁用口吸取。

（2）所有移液管应带有棉塞以减少移液器具的污染。

（3）不能向含有感染性物质的溶液中吹入气体。

（4）感染性物质不能使用移液管反复吹吸混合。

（5）不能将液体从移液管内用力吹出。

（6）刻度对应移液管不需要排出最后一滴液体，因此最好使用这种移液管。

（7）污染的移液管应该完全浸泡在盛有适当消毒液的防碎容器中。移液管应当在消毒剂中浸泡适当时间后再进行处理。

（8）盛放废弃移液管的容器不能放在外面，应当放在生物安全柜内。

（9）有固定皮下注射针头的注射器不能够用于移液。

（10）在打开隔膜封口的瓶子时，应使用移液管，而避免使用注射器。

（11）为了避免感染性物质从移液管中滴出而扩散，在工作台面应当放置一块浸有消毒液的布或吸有消毒液的纸，使用后将其按感染性废弃物处理。

7. 避免感染性物质的扩散

（1）为了避免被接种物洒落，微生物接种环的直径应为 2～3mm 并完全封闭，柄的长度应小于 6cm 以减小抖动。

（2）使用封闭式微型电加热器消毒接种环，能够避免在本生灯的明火上加热所引起的感染性物质爆溅。最好使用一次性无菌接种环。

（3）干燥痰液标本时要注意避免生成气溶胶。

（4）准备高压灭菌和（或）将被处理的废弃标本和培养物应当放置在防漏的容器内（如实验室废弃物袋）。在丢弃到废弃物盛器中以前，顶部要固定好（如采用高压灭菌胶带）。

（5）在每一阶段工作结束后，必须采用适当的消毒剂清除工作区的污染。

8. 生物安全柜的使用

（1）应参考国家标准和相关文献，对所有可能的使用者都介绍生物安全柜的使用方法和局限性。应当发给工作人员书面的规章、安全手册或操作手册。特别需要明确的是，当出现溢出、破损或不良操作时，安全柜就不能再保护操作者。

（2）生物安全柜运行正常时才能使用。

（3）生物安全柜在使用中不能打开玻璃观察挡板。

（4）生物安全柜内应尽量少放置器材或标本，不能影响后部压力排风系统的气流循环。

（5）生物安全柜内不能使用本生灯，否则燃烧产生的热量会干扰气流并可能损坏过滤器。允许使用微型电加热器，但最好使用一次性无菌接种环。

（6）所有工作必须在工作台面的中后部进行，并能够通过玻璃观察挡板看到。

（7）尽量减少操作者身后的人员活动。

（8）操作者不应反复移出和伸进手臂以免干扰气流。

（9）不要使实验记录本、移液管及其他物品阻挡空气格栅，因为这将干扰气体流动，引起物品的潜在污染和操作者的暴露。

（10）工作完成后及每天下班前，应使用适当的消毒剂对生物安全柜的表面进行擦拭。

（11）在生物安全柜内的工作开始前和结束后，安全柜的风机应至少运行 5min。

（12）在生物安全柜内操作时，不能进行文字工作。

9. 避免感染性物质的食入及与皮肤和眼睛的接触

（1）微生物操作中释放的较大粒子和液滴（直径大于 5μm）会迅速沉降到工作台面和操作者的手上。实验室人员在操作时应戴一次性手套，并避免触摸口、眼及面部。

（2）不能在实验室内饮食和储存食品。

（3）在实验室里时，嘴里不应有东西——钢笔、铅笔、口香糖。

（4）不应在实验室化妆。

（5）在所有可能产生潜在感染性物质喷溅的操作过程中，操作人员应将面部、口和眼遮住或采取其他防护措施。

10. 避免感染性物质的注入

（1）通过认真练习和仔细操作，可以避免破损玻璃器皿刺伤所引起的接种感染。应尽可能用塑料制品代替玻璃制品。

（2）锐器损伤（如通过注射器针头、巴斯德玻璃吸管及破碎的玻璃）可能引起意外注入感染性物质。

（3）以下两点可以减少针刺损伤：①减少使用注射器的针头（可用一些简单的工具来打开瓶塞，然后使用吸管取样而不用注射器的针头）；②在必须使用注射器的针头时，采用锐器安全装置。

（4）不要重新给用过的注射器针头戴护套。一次性物品应丢弃在防耐穿透的带盖容器中。

（5）应当用巴斯德塑料吸管代替玻璃吸管。

11. 血清的分离

（1）只有经过严格培训的人员才能进行这项工作。

（2）操作时应戴手套及防护眼镜和黏膜的保护装置。

（3）规范的实验操作技术可以避免或尽量减少喷溅和气溶胶的产生。血液和血清应当小心吸取，而不能倾倒。严禁用口吸液。

（4）移液管使用后应完全浸入适当的消毒液中。移液管应在消毒液中浸泡适当的时间，然后再丢弃或灭菌清洗后重复使用。

（5）带有血凝块等的废弃标本管，在加盖后应当放在适当的防漏容器内高压灭菌和（或）焚烧。

（6）应备有适当的消毒剂来清洗喷溅和溢出标本。

12. 离心机的使用

（1）在使用实验室离心机时，仪器良好的机械性能是保障微生物安全的前提条件。

（2）应按照操作手册来操作离心机。

（3）离心机放置的高度应当使小个子工作人员也能够看到离心机内部，以正确放置十字轴和离心桶。

（4）离心管和盛放离心标本的容器应当由厚壁玻璃制成，或最好为塑料制品，并且在使用前应检查是否破损。

（5）用于离心的试管和标本容器应当始终牢固盖紧（最好使用螺旋盖）。

（6）离心桶的装载、平衡、密封和打开必须在生物安全柜内进行。

（7）离心桶和十字轴应按质量配对，并在装载离心管后正确平衡。

（8）操作指南中应给出液面距离心管管口需要留出的空间大小。

（9）空离心桶应当用蒸馏水或乙醇（异丙醇，70%）来平衡。盐溶液或次氯酸盐溶液对金属具有腐蚀作用，因此不能使用。

（10）对于危险度 3 级和 4 级的微生物，必须使用可封口的离心桶（安全杯）。

（11）当使用固定角离心转子时，不能将离心管装得过满，否则会导致漏液。

（12）应当每天检查离心机内转子部位的腔壁是否被污染。如污染明显，应重新评估离心操作规范。

（13）应当每天检查离心转子和离心桶是否有腐蚀或细微裂痕。

（14）每次使用后，要清除离心桶、转子和离心机腔的污染。

（15）使用后应当将离心桶倒置存放，使平衡液流干。

（16）当使用离心机时，可能喷射出可在空气中传播的感染性颗粒。如果将离心机放置在传统的前开式一级或二级生物安全柜内，这些粒子由于运动过快而不能被安全柜内的气流截留。而在三级生物安全柜内封闭离心时，可以防止生成的气溶胶广泛扩散。但是，良好的离心操作技术和牢固加盖的离心管可以提供足够的保护，以防止感染性气溶胶和可扩散粒子的产生。

13. 匀浆器、摇床、搅拌器和超声处理器的使用

（1）实验室不能使用家用（厨房）搅拌器，因为它们可能泄漏或释放气溶胶。使用实验室专用搅拌器和匀浆器更为安全。

（2）盖子、杯子或瓶子应当保持正常状态，没有裂缝或变形。盖子应能封盖严密，衬垫也应处于正常状态。

（3）在使用匀浆器、摇床和超声处理器时，容器内会产生压力，含有感染性物质的气溶胶可能从盖子和容器间隙逸出。由于玻璃可能破碎而释放感染性物质并伤害操作者，建议使用塑料容器，尤其是聚四氟乙烯（polytetrafluoroethylene，PTFE）容器。

（4）使用匀浆器、摇床和超声处理器时，应该用一个结实透明的塑料箱覆盖设备，并在用完后消毒。可能的话，这些仪器可在生物安全柜内覆盖塑料罩进行操作。

（5）操作结束后，应在生物安全柜内打开容器。

（6）应对使用超声处理器的人员提供听力保护。

14. 研磨器的使用

（1）拿玻璃研磨器时应戴上手套。塑料（聚四氟乙烯）研磨器更加安全。

（2）操作和打开组织研磨器应当在生物安全柜内进行。

15. 冰箱与冰柜的维护和使用

（1）冰箱和冰柜应当定期除霜和清洁，应清理出所有在储存过程中破碎的安瓿和试管等物品。清理时应戴厚橡胶手套并进行面部防护，清理后要对内表面进行消毒。

（2）储存在冰箱内的所有容器应当清楚地标明内装物品的科学名称、储存日期和储存者的姓名。未标明的或废旧物品应当高压灭菌并丢弃。

（3）应当保存一份冻存物品的清单。

（4）除非有防爆措施，否则冰箱内不能放置易燃溶液，冰箱门上应注明这一点。

16. 装有冻干感染性物质安瓿的开启　应该小心打开装有冻干物的安瓿，因为其内部可能处于负压，突然冲入的空气可能使一些物质扩散进入空气。安瓿应该在生物安全柜内打开，建议按下列步骤打开安瓿：

（1）首先清除安瓿外表面的污染。

（2）如果管内有棉花或纤维塞，可以在管上靠近棉花或纤维塞的中部锉一痕迹。

（3）用一团酒精浸泡的棉花将安瓿包起来以保护双手，然后手持安瓿从标记的锉痕处打开。

（4）将顶部小心移去并按污染材料处理。

（5）如果塞子仍然在安瓿上，用消毒镊子除去。

（6）缓慢向安瓿中加入液体来重悬冻干物，避免出现泡沫。

17. 装有感染性物质安瓿的储存　装有感染性物质的安瓿不能浸入液氮中，因为这样会造成裂痕或密封不严的安瓿在取出时破碎或爆炸。如果需要低温保存，安瓿应当储存在液氮上面的气相中。此外，感染性物质应储存在低温冰箱或干冰中。当从冷藏处取出安瓿时，实验室工作人员应当进行眼睛和手的防护。

以这种方式储存的安瓿在取出时应对外表面进行消毒。

18. 对血液和其他体液、组织及排泄物的标准防护方法　设计标准防护方法（其中包括"常规预防措施"）以降低从已知或未知感染源的微生物传播危险。

19. 标本的收集、标记和运输

（1）所有操作均需戴手套。

（2）应当由受过培训的人员来采集患者或动物的血样。

（3）在静脉抽血时，应当使用一次性的安全真空采血管取代传统的注射器，因为这样可以使血液直接采集到带塞的运输管和（或）培养管中。用完后自动废弃注射器。

（4）装有标本的试管应置于适当容器中运至实验室或在实验室内部转运。检验申请单应当分开放置在防水袋或信封内。

（5）接收人员不应打开这些袋子。

20. 打开标本管和取样

（1）应当在生物安全柜内打开标本管。

（2）必须戴手套，并建议对眼睛和黏膜进行保护（护目镜或面罩）。

（3）在防护衣外面要再穿上塑料围裙。

（4）打开标本管时，应用纸或纱布包住塞子以防止喷溅。

21. 玻璃器皿和锐器

（1）尽可能使用塑料制品代替玻璃制品。必须使用实验室级别（硼硅酸盐）的玻璃，任何破碎或有裂痕的玻璃制品均应丢弃。

（2）不能将注射器作为移液管使用（参见本章第三节第10项"避免感染性物质的注入"部分）。

22. 用于显微镜观察的盖玻片和涂片　用于显微镜观察的血液、唾液和粪便标本在固定和染色时，未必杀死涂片上的所有微生物和病毒。应当用镊子拿取这些物品，妥善储存，并经清除污染和（或）高压灭菌后再丢弃。

23. 自动化仪器（超声处理器、涡旋混合器等）

（1）为了避免液滴和气溶胶的扩散，这些仪器应采用封闭型的。

（2）排出物应当收集在封闭的容器内进一步高压灭菌和（或）废弃。

（3）在每一步完成后应根据操作指南对仪器进行消毒。

24. 组织

（1）组织标本应用福尔马林固定。

（2）应当避免冷冻切片。如果必须进行冷冻切片，应当罩住冷冻机，操作者要戴安全防护面罩。清除污染时，仪器的温度要升至 20℃。

25. 清除污染 建议使用次氯酸盐和高级别的消毒剂来清除污染。一般情况可使用新鲜配制的含 1g/L 有效氯的次氯酸盐溶液，处理溢出的血液时，有效氯浓度应达到 5g/L。戊二醛可以用于清除表面污染。

26. 对可能含有朊病毒物质的防护 朊病毒（prion）与许多疾病相关，包括某些传染性海绵状脑病（transmissible spongiform encephalopathy，TSE）、克-雅病（Creutzfeldt-Jakob disease，CJD；包括新的变异型）、格-施-沙综合征（Gerstmann- Sträussler-Scheinker syndrome）、人类致死性家族性失眠症和库鲁病、绵羊和山羊的瘙痒病、家畜的牛海绵状脑病（bovine spongiform encephalopathy，BSE），以及鹿、麋鹿及貂的传染性脑病。尽管克-雅病已经传播到了人类，但是还没有证据证实发生过由这些病原体所引起的实验室感染。不过，在操作已感染或潜在感染的人或动物材料时，还是应当谨慎注意防护。当进行与传染性海绵状脑病有关材料的工作时，应根据微生物因子和所研究标本的特征来选择生物安全水平，并向国内权威机构咨询后进行。在中枢神经系统组织中发现有最高浓度的朊病毒，动物研究还表明在脾脏、胸腺、淋巴结和肺内可能也有高浓度的朊病毒。最近的研究表明，舌和骨骼肌组织也有潜在朊病毒感染的危险。

由于很难彻底灭活朊病毒，因此尽可能地使用一次性器具，在生物安全柜的工作台面使用一次性防护罩，这些措施非常重要。主要应该预防的是避免污染材料的食入或实验室工作人员的皮肤刺伤。由于朊病毒不能被普通的实验室消毒和灭菌方法所灭活，故应当遵循以下防护措施：

（1）强烈建议使用专用仪器设备，即不与其他实验室仪器共用。

（2）必须穿戴一次性防护服（隔离衣和围裙）和手套（对病理学家而言，要在两层橡胶手套间戴钢丝网手套）。

（3）强烈建议使用一次性塑料制品，它们可按干废弃物处理并丢弃。

（4）灭菌不能使用组织处理机（tissue processors），应当使用广口瓶或烧杯（塑料材质）替代。

（5）所有操作必须在生物安全柜中进行。

（6）必须特别小心以避免产生气溶胶、意外食入、划伤或刺伤皮肤。

（7）福尔马林固定的组织，即使在长时间福尔马林的浸泡后，仍应视作具有感染性。

（8）含有朊病毒的组织标本暴露于 96%甲酸 1h 可以基本失活。

（9）实验台垃圾包括一次性手套、隔离衣和围裙，均应当采用多孔负荷蒸汽灭菌器在 134～137℃高压灭菌 18 min 一个循环，或高压灭菌 3min 六个循环，然后再焚烧。

（10）钢丝网手套或 Kevlar 手套等非一次性用具，均必须收集起来清除污染。

（11）含朊病毒的感染性废液应当用含 20g/L（2%）有效氯的次氯酸钠（终浓度）处理 1h。

（12）多聚甲醛熏蒸的方法不能降低朊病毒的浓度，朊病毒对紫外线照射也具有抵抗力。但是，生物安全柜仍必须用标准方法来清除污染（如甲醛蒸气），以灭活可能存在的其他微生物因子。

（13）朊病毒污染的生物安全柜和其他表面可以采用含 20g/L（2%）有效氯的次氯酸钠处理 1h 来清除污染。

（14）HEPA 过滤器摘除后需要在至少 1000℃的温度下焚烧。在焚烧之前推荐进行下述处理：在摘除前用喷漆喷头给过滤器的裸露表面喷雾，在摘除过程中将过滤器"装袋"，再从工作柜中除去 HEPA 过滤器，这样可以不污染难以清洗的安全柜压力排风系统。

（15）用具应当用含 20g/L（2%）有效氯的次氯酸钠浸泡 1h，然后用水彻底清洗再进行高压灭菌。

（16）不能高压灭菌的用具可以用含 20g/L（2%）有效氯的次氯酸钠浸泡超过 1h 来进行清洁，并要求用水冲洗以清除残留的次氯酸钠。

第四节　实验室安全防护设备及个人防护用品

实验室所用任何个人防护装备应符合国家有关标准的要求。在危害评估的基础上，按不同级别的防护要求选择适当的个人防护装备（图1-40）。实验室对个人防护装备的选择、使用、维护应有明确的书面规定、程序和使用指导。

（一）实验室人员防护一般要求

1. 在实验室工作时，任何时候都必须穿着连体衣、隔离服或工作服。

2. 在进行可能接触到血液、体液及其他具有潜在感染性的材料或感染性动物的操作时，应戴上合适的手套。手套用完后，应先消毒再摘除，随后必须洗手。

3. 在处理完感染性实验材料和动物后，以及在离开实验室工作区域前，都必须洗手。

4. 为了防止眼睛或面部受到泼溅物、碰撞物或人工紫外线辐射的伤害，必须戴防护眼镜、面罩（面具）或其他防护设备。

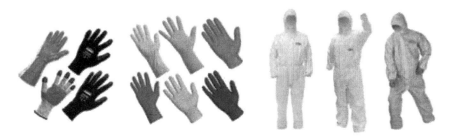

图 1-40　常用实验室安全防护设备

5. 严禁穿着实验室防护服离开实验室（如去餐厅、咖啡厅、办公室、图书馆、员工休息室和卫生间）。

6. 不得在实验室内穿露脚趾的鞋子。

7. 禁止在实验室工作区域进食、饮水、吸烟、化妆和处理隐形眼镜。

8. 禁止在实验室工作区域储存食品和饮料。

9. 在实验室内用过的防护服不得和日常服装放在同一柜子内。

10. 在用吸管或移液管吸取溶液时，请使用洗耳球，切忌用嘴吸取，也不可将吸管或移液管对着自己或他人吹吸。

11. 避免独自一人在实验室做危险实验。

12. 处理含有机溶剂的物品必须用合适的溶剂清洗后交由专门废物回收公司处理，不可任意丢弃。

13. 必须牢记及严格遵守各实验室紧急事故处理程序。

（二）实验室防护服

实验室应确保具备足够的有适当防护水平的清洁防护服可供使用。不用时，应将清洁的防护服置于专用存放处。污染的防护服应于适当标记的防漏袋中放置并搬运。每隔适当的时间应更换防护服以确保清洁，当知道防护服已被危险材料污染时，应立即更换。离开实验室区域之前应脱去防护服。当具潜在危险的物质极有可能溅到工作人员时，应使用塑料围裙或防液体的长罩服。在这种工作环境中，如必要还应穿戴其他的个人防护装备，如手套、防护眼镜、面部保护罩等。

（三）面部及身体保护

在处理样本的过程中，如可产生含生物因子的气溶胶，应在适当的生物安全柜中操作。在处理危险材料时应有许可使用的防护眼镜、面部防护罩或其他保护装置可供使用。适用于应对生物性危害的个人防护设备包括有防护口罩、护眼罩、保护衣、手套、鞋套等（图 1-41）。

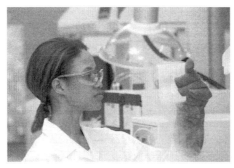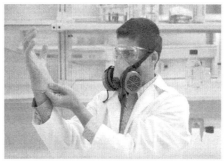

图 1-41 防护口罩、护眼罩、保护衣、手套

1. 防护口罩 医用防护口罩种类很多，有以下几种：

（1）一次性无纺布口罩：由口罩面体和拉紧带组成，其中口罩面体多分为内、中、外三层，可起到隔绝细菌、灰尘的作用。内层为普通卫生纱布或无纺布，中层为超细聚丙烯纤维熔喷材料层，外层为无纺布或超薄聚丙烯熔喷材料层。这种口罩疏水透气性强，对微小带病毒气溶胶或有害微尘的过滤效果显著，一次性使用，安全可靠，无二次感染的危险。医用防护口罩是防止呼吸道传染病最好的用品。

佩戴方法：

1）将口罩戴上，金属软条应该向上。

2）头带分别绑于头顶后及颈后。

3）将金属软条向内按压至紧贴鼻梁。

4）完成时，口罩需覆盖鼻至下巴，紧贴面部。

（2）纱布口罩：最为常用的口罩类型，在医护领域、科研领域都有很广泛的应用。

（3）抗病毒口罩：主要是以特殊材质，中间加过滤层，一般过滤层采用活性炭毡或熔喷布。有杀菌、灭菌的功效。

（4）N95 级或以上的口罩：N95 级口罩适用于一些高危的工作程序，如医院内处理高危患者或进行高危治疗程序。N 系列口罩适用于无油性烟雾的环境，可过滤直径 0.3μm 或以上的微粒（如飞沫或结核菌），效率达 95%（N95 级）、99%（N99 级），甚至 99.97%（N100 级）。如在有油性烟雾情况下，应选择 R95、R99 或 R100 级口罩（R 为抗油），亦可选择 P95、P99 或 P100 级口罩（P 为防油）。

佩戴方法：

1）按面型选择适当的尺寸型号，拉松头带。金属软条向上，将手穿过头带。

2）戴上口罩，头带分别置于头顶后及颈后。

3）将双手的示指及中指由中央顶部向两旁同时按压金属软条。

4）检查妥当

A. 正压检查：以双手轻按口罩，然后刻意呼吸，空气应该不会从口罩边缘泄漏。

B. 负压检查：以双手轻按口罩，然后刻意吸气，口罩应会稍凹陷。

（5）其他注意事项

1）按面型选择适当的尺寸型号，可参考不同品牌的大小尺寸。

2）重复使用的 N95 口罩应存放在清洁的袋内，需要时再戴上，并应再做泄漏检查。

3）口罩不可用水清洗。

3. 保护衣　保护衣种类包括有全身式（连头套）的保护衣、保护袍、围裙或头套等。保护衣有防渗透功能，可保护身体免受血液、飞沫或其他体液沾污，从而避免其透过皮肤上的伤口进入体内，或污染实验人员衣物而将病原体传播及造成交叉感染。多为用完即弃式（一次性）设计。使用时需注意：

（1）使用前应检查，如发现有破损，应立即更换。

（2）丢弃保护衣时应假设它已受污染，应将它放入有"生物性危害 BIOHAZARD"警告字样及标志的特设垃圾袋，封好后放在指定位置待收走。

（3）穿着保护衣的方法：把保护衣拿起，衣背一面面向自己，把左右手穿入衣袖，然后先将颈后的领绳绑好，再将腰间的绳绑好。

（4）除下保护衣的方法：先将领绳松绑，以剥除的方法先除下左右手袖及衣身，使保护衣的里面反向外，卷起后弃置。

4. 眼罩/面罩　防护眼罩是安防产品中眼部面部防护用具的一种，眼面防护用具都应具有防高速粒子冲击和撞击的功能，并根据其他不同需要，分别具有防液体喷溅、防有害光线（如强的可见光、红外线、紫外线、激光等）和防尘等功效。防护面罩则是用来保护面部和颈部免受液体喷溅、有害气体、高温溶剂飞沫、飞来的金属碎屑等伤害的用具。主要有防烟尘毒气面罩、防辐射面罩、隔热面罩、焊接面罩和防冲击面罩等。医学实验中眼罩可保护眼部免受含病原体的血液、飞沫或其他体液溅入眼内而透过其黏膜进入体内。眼罩紧贴面部，能提供比眼镜更佳的保护功能，因而实验中不得用普通眼镜代替眼罩使用。没有侧翼的眼镜只能提供正面的保护，而配有侧翼的眼镜能阻挡从旁而来的溅液，能提供较佳的保护功能。如有需要，可考虑采用面罩以进一步保护整个面部。使用时需注意：

（1）不论面罩或眼罩/眼镜，应定期用消毒液或在沾污后用 1∶49 的漂白粉水清洗，然后用清水洗净。抹干后，应放入胶袋内及在柜内妥为保存。

（2）应定期检查，如发现有变形、裂痕、刮花或变得不清晰，应立即更换。

（3）佩戴眼罩的方法：以一手拿着眼罩，放于眼前，并把头带置于脑后及调整合适松紧。

（4）除下眼罩的方法：先用手轻扶着眼罩，然后除下头带。

5. 手套　防护手套，可防御实验中物理、化学和生物等外界因素伤害实验人员手部，避免接触含病原体的血液、其他身体组织或表面沾有病原体的对象，而其后再接触眼、口或鼻时受感染；亦可保护手部的伤口不会直接接触病原体而受感染。多为用完即弃式（一次性）设计。使用时需注意：

（1）穿戴手套要合适，以免妨碍动作或影响手感。

（2）应避免留过长指甲以免戳穿手套。

（3）如需接触高危物质，可考虑佩戴两对手套。

（4）使用前及使用后应彻底洗净双手。

（5）使用前应检查有否漏气情况。检查时，可卷起手套的开口位置以确定能否将空气封着在内，如有漏气情况，应立即更换（注意：检查时切勿用口吹气入内，以免手套直接接触口鼻）。

（6）丢弃安全手套时应假设它已受污染，应将它放入有"生物性危害 BIOHAZARD"警告字样及标志的特设垃圾袋，封好后放在指定位置待收走。

6. 鞋套　穿戴鞋套可防止将病原体带离工作地点扩散，或保护环境的清洁卫生。鞋套多为即弃式（一次性）设计，一般具备防水及防滑功能，常见的一次性鞋套有无纺布鞋套、CPE 鞋套、塑料鞋套等。使用时如需加强保护，可采用靴套并将保护衣的裤管套在靴套外，以避免有污染物从缝隙中溅入脚内。除了实验室常用的鞋套外，还有特定功能的鞋套，如防滑鞋套、防雨鞋套、防静电鞋套等。使用时需注意：

（1）穿戴的鞋套要合身，以免影响步行动作。

（2）可再用式的靴套应在用完后用消毒液清洗，然后用清水洗净。抹干后，应放入胶袋内及在柜内妥为保存。应定期检查，如发现有破损，应立即更换。

（四）干净卫生的实验室环境

干净卫生的实验室环境有助遏止微生物滋生，有利于个人的防护。注意事项：

1. 定期清洁通道、地面、门口、消防通道、天花板、墙壁、窗口、工作台、工具、柜架、储物地方等；较隐秘的地方，如墙角、柱位、台底等都要定期打扫。

2. 共享的设施（如门掣）必须经常消毒；每周至少一次检查及清除工作场所内所有积水，花瓶应每周最少换水一次。

3. 定期安排清洁空调系统，包括清洁隔尘网及冷气槽；应注意空调系统的鲜风入口是否接近一些污染物的来源，如有需要，应考虑加强过滤，甚至更改鲜风入口位置。

4. 定期为冷却水塔消毒；如有使用加湿器，亦应定期清洁，以免细菌滋生。

5. 食物残渣、口罩及废弃纸巾等废物应弃置在带盖子的垃圾箱，垃圾箱应每日或按需要清理。

6. 定期对实验室进行除虫灭蚊行动。

7. 实验室配套的厕所应设置足够的洗手设备，厕所应每天清洁及消毒，每天进行卫生检查。

第五节 病原微生物的菌种保存

微生物菌种是宝贵的生物资源，对微生物资源的研究和应用都需要建立在妥善保藏的基础上，以保持微生物纯度、活性和特性。根据不同微生物的生理生化特点，人为创造缺氧、低温或者干燥的条件，降低微生物的新陈代谢，使其生命活动基本处于停滞或者休眠状态，达到维持种系的目的。微生物菌种保存方法主要有两类：一类是基质中低温的保藏方法，包括斜面、半固体穿刺、石蜡、沙土管保藏法。这类保藏方法通过稍降低温度辅以缺氧及减少养分供给等方式，以降低微生物的新陈代谢，从而达较长时间保藏菌种的目的。另一类是在保护剂中超低温保藏，也包括真空干燥冻存法。通过保护剂减少溶液结晶，平衡微生物细胞内外渗透压，保证微生物的生存，同时把温度降低到冰点以下使微生物的新陈代谢完全停止，可以实现很长时间保持菌种稳定的目的。菌种保藏是一项重要的微生物学基础工作，其基本任务是对已经获得的纯种微生物菌种进行收集、整理、鉴定、评价、保存和供应等工作，随着科技的进步和经济的发展，对微生物菌种资源的利用正在不断地扩大，菌种保藏工作便显得更加重要，世界上多数国家都设立了专门的菌种保藏机构。

1. 对于病原微生物菌种的保藏 截至2018年4月，我国共有4个获批的"国家级保藏中心"，分别为中国疾病预防控制中心病原微生物菌（毒）种保藏中心，青海省地方病预防控制所鼠疫菌保藏中心，中国科学院微生物研究所普通微生物菌（毒）种保藏管理中心，以及中国科学院武汉病毒研究所微生物菌（毒）种保藏中心。

中国科学院武汉病毒研究所微生物菌（毒）种保藏中心拥有亚洲最大的病毒保藏库，保藏有各类病毒分离株约1500余株，涵盖了全球已对外发布的病毒科的1/3。库内保藏活体病毒涵盖人类医学病毒、人畜共患病毒、动物病毒、昆虫病毒、植物病毒、噬菌体、环境微生物、病毒敏感细胞库和病毒遗传资源库等，让人闻之色变的寨卡、新疆出血热等病毒的毒株都在其中保藏。

该中心与2015年在武汉建成的生物安全四级实验室相匹配。可接受其他机构送交的有价值的高致病性病原微生物菌（毒）种和样本进行鉴定和保藏，包括埃博拉、马尔堡等最高危害等级的病原体。

该中心按照国家相关规定可接收、检定、集中储存与管理菌（毒）种或样本，向合法从事病原微生物实验活动的单位提供菌（毒）种或样本，并出具国家标准菌（毒）株证明，并在菌（毒）种技术研究、业务培训等方面发挥国家级保藏中心的作用。

2. 对于其他普通微生物菌种的保藏 目前国家级保藏中心有如下5家：

（1）中国普通微生物菌种保藏管理中心（China General Microbiological Culture Collection Center，CGMCC）（http：//www.cgmcc.net/）：成立于1979年，是以提供专业技术服务为主的公益性机构，1995年获得布达佩斯条约国际保藏中心的资格，是我国唯一同时提供一般菌种资源服务和专利生物材料保存的国家级保藏中心。该中心设立在中国科学院微生物研究所。

（2）中国典型培养物保藏中心（China Center for Type Culture Collection，简称CCTCC） （http：//www. cctcc. org/）：于 1985 年由国家知识产权局（原中国专利局）指定、经教育部（原国家教育委员会）批准建立的专利微生物保藏机构，受理国内外用于专利程序的微生物保藏。CCTCC 保藏的微生物包括细菌、放线菌、酵母菌、真菌、单细胞藻类、人和动物细胞系、转基因细胞、杂交瘤、原生动物、地衣、植物组织培养、植物种子、动植物病毒、噬菌体、质粒和基因文库等各类微生物（生物材料/菌种）。1987 年 CCTCC 加入世界培养物保藏协会（World Federation for Culture Collections，WFCC），经世界知识产权组织（WIPO）审核批准，自 1995 年 7 月 1 日起成为布达佩斯条约国际确认的微生物保藏单位（International Depository Authority，IDA）。

（3）中国工业微生物菌种保藏管理中心（China Center of Industrial Culture Collection，CICC）（http：//www. china-cicc. org/）：始建于 1953 年，国家微生物资源平台核心单位，世界培养物保藏协会（WFCC）和中国微生物菌种保藏管理委员会成员之一，负责全国工业微生物资源的收集、保藏、鉴定、质控、评价、供应、进出口、技术开发、科学普及与交流培训，中心现已通过 ISO 9001：2008 质量管理体系和 ISO 17025：2005 检测和校准实验室能力认可体系认证。该中心保藏各类工业微生物菌种资源 11 000 余株，300 000 余份备份，主要包括细菌、酵母菌、霉菌、丝状真菌、噬菌体和质粒，涉及食品发酵、生物化工、健康产业、产品质控和环境监测等领域，提供标准菌株、生产菌株和益生菌等资源，以及芽孢悬液、霉菌孢子悬液和质控微生物等菌种产品。

（4）中国农业微生物菌种保藏管理中心（Agricultural Culture Collection of China，ACCC）（http：//www. accc. org. cn/）：中国农业微生物菌种保藏管理中心是中国国家级农业微生物菌种保藏管理专门机构，负责全国农业微生物菌种资源的收集、鉴定、评价、保藏、供应及国际交流任务。中国农业微生物菌种保藏管理中心的研究方向涉及三个层面：①农业微生物资源的收集、整理、鉴定与保藏；②农业微生物资源功能、挖掘与评价；③农业微生物资源可持续及高效利用技术研究。农业微生物菌种中心前身是 1969 年在中国农业科学院土壤肥料研究所成立的菌种保藏组。

（5）中国兽医微生物菌种保藏管理中心（China Veterinary Culture Collection Center，CVCC）（http：//cvcc. ivdc. org. cn/）：中国兽医微生物菌种保藏管理中心是国家的菌种保藏机构之一，同时也是中国兽医药品监察所菌种保藏室，世界培养物保藏协会数据库的成员，拥有雄厚的技术力量和先进的微生物鉴定与保藏手段及设备，是我国保藏微生物种类最多的保藏中心之一。目前该中心主要采用超低温冻结和真空冷冻干燥保藏法，长期保藏细菌、病毒、虫种、细胞系等各类微生物菌种。到目前为止，收集保藏的菌种达 230 余种（群）、3000 余株。

3. 广东省微生物菌种保藏中心　广东省微生物菌种保藏中心（广东省微生物种质资源库）是华南地区最大、最专业的保藏中心，1987 年在广东省科学技术厅和广东省科学院的大力支持下成立，1990 年开始使用。2005 年 6 月 28 日得到了广东省科技厅和广州市科技局授牌，该中心主要从事具有热带亚热带特色的微生物菌种资源分离、收集、鉴定、选育、保藏、交换和应用研究。至 2008 年 6 月，已经建成拥有普通微生物菌种库和 13 个专业菌种库的华南地区最大的菌种中心，保藏有可用于科研、教学、生产的功能菌种和标准菌种约 3900 株，基本覆盖了环境、工业、农业、分析、食药用真菌行业各类生产和科研教学用微生物，保藏的菌种具有热带亚热带特色，其中许多优良菌株的生产性能具有较高水平。目前该中心已被农业部指定为企业报批产品所需饲料微生物菌种的法定单位，可为大专院校、科研单位和生产企业提供菌种服务。同时承担全国微生物菌种的委托鉴定工作，为国内科研机构、大专院校和生产企业等提供微生物菌种的鉴定服务，是具有中国合格评定国家认可委员会（CNAS）和中国计量认证（CMA）资质的中立第三方检测机构，出具的菌种鉴定报告具有法律效力，可鉴定未知新种、细菌、放线菌、酵母菌、真菌、食药用真菌等。广东省微生物菌种保藏中心是世界培养物保藏协会成员，以及农业部认可的饲用微生物菌种保藏机构。

第六节　微生物实验室应急程序

每一个从事感染性微生物工作的实验室都应当制订针对所操作微生物和动物危害的安全防护措施。在任何涉及处理或储存危险度 3 级和 4 级微生物的实验室（三级生物安全水平的防护实验室和四级生物安全水平的最高防护实验室），都必须有一份关于处理实验室和动物危害意外事故的书面方案。

1. 一般病原微生物泼溅或泄漏事故　按生物安全的有关要求，根据病原微生物的抵抗力选择敏感的消毒液进行消毒处理。

（1）如果病原微生物泼溅在皮肤上，立即用乙醇溶液或碘附进行消毒，然后用清水冲洗。

（2）如果病原微生物泼溅在眼内，立即用生理盐水或洗眼液冲洗，然后用清水冲洗。

（3）如果病原微生物泼溅在的衣服、鞋帽上或实验室桌面、地面，立即选用乙醇溶液、碘伏、0.2%～0.5%的过氧乙酸、500～1000mg/L 有效氯消毒液等进行消毒。

2. 高致病性病原微生物泄漏、污染　实验室工作人员应及时向实验室应急管理小组报告，在 2 小时内向卫生主管部门报告，并立即采取以下控制措施，防止高致病性病原微生物扩散：

（1）封闭被污染的实验室或者可能造成病原微生物扩散的场所。

（2）开展流行病学调查。

（3）对患者进行隔离治疗，对相关人员进行医学检查。

（4）对密切接触者进行医学观察。

（5）进行现场消毒。

（6）对染疫或者疑似染疫的动物采取隔离、捕杀等措施。

（7）其他需要采取的预防、控制措施。

3. 意外吸入、意外损伤或接触暴露　应立即紧急处理，并及时报告实验室应急管理小组。如工作人员操作过程中被污染的注射器针刺伤、金属锐器损伤，应立即实行急救。

（1）用肥皂和清水冲洗伤口。

（2）挤伤口的血液。

（3）再用消毒液（如 75%乙醇、2000mg/L 次氯酸钠、0.2%～0.5%过氧乙酸、0.5%的碘伏）浸泡或涂抹消毒，并包扎伤口（厌氧微生物感染不包扎伤口）。

（4）必要时服用预防药物。

（5）如果发生 HIV 职业暴露时，应在 1～2 小时以内服用 HIV 抗病毒药。

4. 刺伤、切割伤或擦伤处理

（1）立即停止工作。

（2）伤口挤血，水或消毒剂冲洗消毒。

（3）除去防护服并进行医学处理。

（4）去急诊室诊治，急诊室对伤者进行必要的检查和处置，填写"异常事件报告单"并上报相关管理部门，记录受伤原因和相关的微生物，并应保留完整适当的医疗记录。

5. 潜在感染性物质的食入处理

（1）立即停止工作。

（2）应脱下防护服并进行医学处理。

（3）观察和必要的预防治疗，去急诊室诊治，对伤者进行必要的检查和处置，填写"异常事件报告单"并报质量管理科，记录受伤原因和相关的微生物污染源。

（4）要报告食入材料的鉴定和事故发生的细节，并保留完整适当的医疗记录。

6. 潜在危害性气溶胶的释放（在生物安全柜以外）处理

（1）所有人员必须立即撤离相关区域，任何暴露人员都应接受医学咨询。

（2）应当立即通知实验室负责人。

（3）为了使气溶胶排出和使较大的粒子沉降，在一定时间内严禁人员入内。如果实验室没有中央通风系统，则应推迟进入实验室。

（4）应张贴"禁止进入"的标志。过了相应时间后，在实验室负责人的指导下来清除污染。应穿戴适当的防护服和呼吸保护装备。

（5）填写"异常事件报告单"。

7. 容器破碎及感染性物质的溢出处理

（1）做好个人防护，戴手套，穿防护服，必要时戴眼罩。

（2）用布或纸巾覆盖受感染性物质污染或受感染性物质溢洒的破碎物品并倒上消毒剂，使其作用适当时间（30min 以上），由外向内进行处理。

（3）将布、纸巾及破碎物品清理掉；玻璃碎片应用镊子清理，然后再用消毒剂擦拭污染区域。

（4）清理破碎物时应当对其进行高压灭菌或放在有效的消毒液内浸泡。

（5）用于清理的布、纸巾和抹布等应当放在盛放污染性废弃物的容器内。在所有这些操作过程中都应戴手套。

（6）如果实验表格或其他打印或手写材料被污染，应将这些信息复制，并将原件置于盛放污染性废弃物的容器内。

（7）填写"异常事件报告单"。

8. 未装可封闭离心桶内离心管（盛有潜在感染性物质）发生破裂的处理

（1）如果机器正在运行时发生破裂或怀疑发生破裂，应关闭机器电源，让机器密闭（如30min）使气溶胶沉积。如果机器停止运行后发现破裂，应立即将盖子盖上，并密闭（如30min）。发生这两种情况时都应通知生物安全相关负责人。

（2）所有操作都应戴厚实的手套（如厚橡胶手套），必要时可在外面戴一次性手套。

（3）当清理玻璃碎片时应当使用镊子，或用镊子夹持棉球进行操作。

（4）所有破碎的离心管、玻璃碎片、离心桶、十字轴和转子均应放置于无腐蚀性的、已知对相关微生物具有杀灭活性的消毒剂内。

（5）未破损的带盖离心管应放在另一个有消毒剂的容器中，然后回收。

（6）离心机内腔应用适当浓度的同种消毒剂擦拭，并再次擦拭，然后用水冲洗并干燥。清理时所使用的全部材料都应按感染性废弃物处理。

（7）填写"异常事件报告单"。

9. 在可封闭的离心桶内离心管发生破裂的处理

（1）所有密封离心桶都应在生物安全柜内装卸。

（2）如果怀疑在离心桶内发生破损，应该松开离心桶盖子并将离心桶高压灭菌；或者对安全杯采用化学消毒。

（3）填写"异常事件报告单"。

10. 有腐蚀、有毒、含微生物样品进入眼睛、污染台面的处理

（1）若有上述样品进入眼睛，立即用护眼冲洗器仔细冲洗。

（2）冲洗后去眼科就诊，对伤者进行必要的检查和处置，填写"异常事件报告单"并报相关管理部门，记录受伤原因和相关的微生物污染源，并应保留完整适当的医疗记录。

（3）若污染台面，即用 1∶100 施康或 0.5 % 过氧乙酸消毒。

11. 实验室必须配备以下紧急装备

（1）急救箱，包括常用的和特殊的解毒剂。

（2）合适的灭火器和灭火毯。

（3）建议配备以下设备，但可根据具体情况有所不同：

1）全套防护服（连体防护服、手套和头套——用于涉及危险 3 级和 4 级微生物的事故）。

2）佩戴能有效防护化学物质和颗粒的滤毒罐的全面罩式防毒面具（full-face respirator）。

3）房间消毒设备，如喷雾器和甲醛熏蒸器。

4）担架。

5）工具，如锤子、斧子、扳手、螺丝刀、梯子和绳子。

6）划分危险区域界限的器材和警告标示。

12. 火灾和自然灾害　在制订的应急预案中应包括消防人员和其他服务人员。应事先安排这些人员参观实验室，让他们熟悉实验室的布局和设备，告知他们哪些房间有潜在的感染性物质。

发生自然灾害时，应就实验室内和（或）附近建筑物的潜在危险向当地或国家紧急救助人员提出警告。只有在受过训练的实验室工作人员的陪同下，他们才能进入这些地区。感染性物质应收集在防漏的盒子内或结实的一次性袋子中。由生物安全人员依据当地的规定决定继续利用或是最终丢弃。

13. 紧急救助　每个实验室均需在设施的显著位置张贴紧急联系人和以下电话号码及地址：

（1）研究所和实验室本身的电话及地址（打电话者或呼叫人员可能不知道详细地址或位置）。

（2）研究所所长或实验室主任。

（3）实验室主管。

（4）生物安全主管。

（5）消防队。

（6）医院/急救机构/医务人员[如果可能，提供各个诊所、科室和（或）医务人员的名称]。

（7）警察。

（8）医学主管领导。

（9）负责的技术员。

（10）水、气和电的维修部门。

第七节 医疗废物分类及处置

医疗废物是指医疗卫生机构在医疗、预防、保健及其他相关活动中所产生的具有直接或间接接触感染性、毒性及其他危害性的废物，包括活的微生物弃置废料、人体血液和其他体液、组织及排泄物、实验动物尸体等。

随着医学科学的不断发展，医疗废物的产生、管理及其对社会造成的危害，已是一个不容忽视的问题。为加强医疗废物的安全管理，减少医院环境的污染，防止病原微生物的传播，避免其对社会和医务人员的损害，根据国家和卫生主管部门有关文件，医院应实行对医疗废物从产生、包装、收集、运送、处置全程管理。医疗废物分五类：感染性废物、损伤性废物、病理性废物、化学性废物和药物性废物。

一、医疗废物的分类

医疗废物的分类见表 1-4。

表 1-4　医疗废物的分类

类别	特征	常见组分或者废物名称
感染性废物*	携带病原微生物,具有引发感染性疾病传播危险的医疗废物	1. 被患者血液、体液、排泄物污染的物品,包括: ◆棉球、棉签、引流棉条、纱布及其他各种敷料 ◆一次性卫生用品、一次性使用医疗用品及一次性医疗器械 ◆废弃的被服 ◆其他被患者血液、体液、排泄物污染的物品 2. 医疗机构收治的隔离传染病患者或者疑似传染病患者产生的生活垃圾 3. 病原体的培养基、标本和菌种、毒种保存液 4. 各种废弃的医学标本 5. 废弃的血液、血清 6. 使用后的一次性医疗用品及一次性医疗器械视为感染性废物
病理性废物*	诊疗过程中产生的人体废弃物和医学实验动物尸体等	1. 手术及其他诊疗过程中产生的废弃的人体组织、器官等 2. 医学实验动物的组织、尸体 3. 病理切片后废弃的人体组织、病理蜡块等
损伤性废物*	能够刺伤或者割伤人体的废弃的医用锐器	1. 医用针头、缝合针 2. 各类医用锐器,包括解剖刀、手术刀、备皮刀、手术锯等 3. 载玻片、玻璃试管、玻璃安瓿等
药物性废物	过期、淘汰、变质或者被污染的废弃的药品	1. 废弃的一般性药品,如抗生素、非处方类药品等 2. 废弃的细胞毒性药物和遗传毒性药物,包括: ◆致癌性药物,如硫唑嘌呤、苯丁酸氮芥、萘氮芥、环孢素、环磷酰胺、苯丙氨酸氮芥、司莫司汀、三苯氧氨、硫替派等 ◆可疑致癌性药物,如顺铂、丝裂霉素、阿霉素、苯巴比妥等 ◆免疫抑制剂 3. 废弃的疫苗、血液制品等

续表

类别	特征	常见组分或者废物名称
化学性废物[*]	具有毒性、腐蚀性、易燃易爆性的废弃的化学物品	1. 医学影像室、实验室废弃的化学试剂 2. 废弃的过氧乙酸、戊二醛等化学消毒剂 3. 废弃的汞血压计、汞温度计

注：1. 一次性卫生用品是指使用一次后即丢弃的，与人体直接或者间接接触的，并为达到人体生理卫生或者卫生保健目的而使用的各种日常生活用品。

2. 一次性医疗用品是指临床用于患者检查、诊断、治疗、护理的指套、手套、吸痰管、阴道窥镜、肛镜、印模托盘、治疗巾、皮肤清洁巾、擦手巾、压舌板、臀垫等接触完整黏膜、皮肤的各类一次性医疗、护理用品。

3. 一次性医疗器械指《医疗器械管理条例》及相关配套文件所规定的用于人体的一次性仪器、设备、器具、材料等物品。

4. 医疗卫生机构废弃的麻醉、精神、放射性、毒性等药品及其相关的废物的管理，依照有关法律、行政法规和国家有关规定、标准执行。

5. 有"*"类别标志见图 1-42。

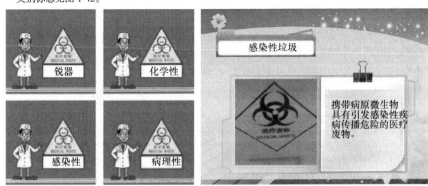

图 1-42 医疗废弃物标志

二、一次性注射器、输液（皿）器使用后回收处置方法

1. 一次性注射器、输液（皿）器用后必须先进行消毒，然后再投放到指定的医疗废物回收点。

2. 实验室主管部门应安排专人负责回收，专门容器和地点暂存，并做好个人防护。

3. 各实验室使用过的一次性注射器、输液器、输血器必须统一用黄色医疗垃圾袋收集暂存，针头等易致人损伤的医疗废物必须存放在密闭的利器盒内。

4. 各实验室回收的医疗废物数量必须做好登记，由送方和收方双人签字，负责回收部门应每月统计汇总数量。

5. 对被医疗废物污染的区域进行消毒处理时，尽可能减少对实验人员、其他工作人员及环境的影响。

6. 对污染区消毒从最轻区域向最严重区域进行，并对所有使用过的实验仪器用品进行消毒。

7. 参加医疗废物处理的工作人员务必做好个人安全防护。

8. 如发生医疗废物污染事故，在事故处理结束后，尽快对事件起因进行调查，并采取有效的防范措施，预防类似事件的再次发生。

三、锐器伤后的处置方法

具有锋利刃口或（和）锐利尖端的器物作为致伤物时，称为锐器。锐器大多是金属制作的，但具有以上特点的玻璃片、骨针、竹矛、木刺等也是锐器。锐器一般可分为四大类：

（1）刺器，小而有锐利的尖端，携带方便，一般形成刺创，常见的有各式针头、匕首、水果刀、其他刀具、铁钉等。

（2）剪刀，可形成剪创与刺创，常见的有手术剪、金属剪、折叠小剪、裁缝剪、理发剪等。

（3）切器，小而锐利，便于携带，一般形成切创，常见的有手术刀片、剃刀、水果刀、小型菜刀等。

（4）砍器，重而较大，容易挥动，多形成砍伤，常见的有斧、柴刀、铡刀、砍竹刀等。锐器因作用于人体的方式不同或运动方式不同，可形成不同类型的锐器伤，如切创、砍创、刺创、剪创、锯创等，以及复合形式的锐器创，如砍切创、刺切创、刺剪创、剪切创等。医学实验中常用到的锐器主要有医用针头、缝合针、手术刀、解剖刀、备皮刀、手术锯、手术剪、载玻片、玻璃试管、玻璃棒、玻璃安瓿等。实验中如不慎被锐器刺伤，应立即采取相应保护措施，对伤口创面进行严格消毒处理，并进行血源性传播疾病的检查和随访，必要时注射相应的疫苗以防感染。

第八节　生物安全相关管理条例和规范标准

1.《实验室生物安全认可规则》　中国合格评定国家认可委员会（CNAS）是经国务院认证认可监督管理部门批准设立并授权，统一负责实验室和检验机构等认可及相关工作的国家认可机构；遵循的原则：客观公正、科学规范、权威信誉、廉洁高效。认可规则是CNAS 认可工作公正性和规范性的重要保障，CNAS 依据国家有关法律法规和《中国合格评定国家认可委员会章程》制定本规则。

根据《病原微生物实验室生物安全管理条例》和《中华人民共和国认证认可条例》，国务院认证认可监督管理部门授权 CNAS 依照实验室生物安全认可准则，统一实施实验室生物安全认可工作。CNAS 实验室生物安全认可准则采用《实验室生物安全通用要求》（GB 19489）和《病原微生物实验室生物安全管理条例》中适用的明确规定；CNAS 对实验室生物安全认可范围仅限于 CNAS 实验室生物安全认可准则的要求。CNAS 对通过认可的实验室颁发相应生物安全防护水平等级的认可证书。获得 CNAS 认可的实验室还应依据国家其他相关规定申请开展实验室活动的资格。

本规则包括认可条件、认可流程、变更、暂停、恢复、撤销、注销认可及已认可实验室的权利和义务等。本规则引用的文件有《病原微生物实验室生物安全管理条例》《中华人民共和国认证认可条例》《中国合格评定国家认可委员会章程》、GB 19489《实验室生物安全通用要求》、CNAS-RL01《实验室认可规则》、CNAS-R01《认可标识和认可状态声明管理规则》、CNAS-R02《公正性和保密规则》、CNAS-R03《申诉、投诉和争议处理规则》。

2.《实验室生物安全手册》（国际标准规范）　世界卫生组织（WHO）一直非常重视实验室生物安全问题，早在 1983 年就出版了《实验室生物安全手册》，2003 年 4 月第二版

（修订版）以电子版形式在 WHO 网页上问世。

3.《微生物和生物医学实验室生物安全通用准则》 2002 年 12 月 3 日，卫健委发布了卫生行业标准《微生物和生物医学实验室生物安全通用准则》（WS233-2002），以下简称《准则》，该准则于 2003 年 8 月 1 日开始实施。该《准则》规定了微生物和生物医学实验室生物安全防护的基本原则、实验室的分级及其基本要求。2018 年 2 月 1 日实施最新版。

4.《病原微生物实验室生物安全管理条例》 2004 年 11 月 12 日由中华人民共和国国务院令第 424 号公布，条例分为七章：总则、病原微生物的分类和管理、实验室的设立与管理、实验室感染控制、监督管理、法律责任、附则，共 72 条。2016 年 2 月 6 日《国务院关于修改部分行政法规的决定》修订，2018 年 4 月 4 日《国务院关于修改和废止部分行政法规的决定》修订。

5.《中国微生物菌种保藏管理条例》 本条例的实施细则由各菌种保藏管理中心制订，报主管部门批准后，由国家科学技术委员会于 1986 年 8 月 8 日批准后发文实施，并向菌种保藏委员会备案。

6.《人间传染的病原微生物名录》 为加强病原微生物实验室生物安全管理，规范病原微生物实验活动，卫建委根据《病原微生物实验室生物安全管理条例》的规定，于 2006 年 1 月 11 日制订了《人间传染的病原微生物名录》。

7.《传染性非典型肺炎病毒研究实验室暂行管理办法》 传染性非典型肺炎是一种严重的传染性疾病。为确保生物安全，防止实验人员感染和污染环境，科技部组织制定了《传染性非典型肺炎病毒研究实验室暂行管理办法》，于 2003 年 5 月 12 日颁布实施。

8.《实验室生物安全通用要求》 国家标准《实验室生物安全通用要求》（GB 19489-2004）已于 2004 年 5 月 28 日颁布实施。该标准由科技部和国家认证认可监督管理委员会提出、军事医学科学院主编，主要参考了 ISO15190：2003（E）《医学实验室安全要求》和 WHO《实验室生物安全手册》[第二版（修订版），2003]。本标准不仅适用于医学实验室，也适用于进行各个级别的生物因子操作的各类实验室。

9.《生物安全实验室建筑技术规范》 建设部 2004 年 8 月 3 日发布公告，《生物安全实验室建筑技术规范》（GB 50346-2004）自 2004 年 9 月 1 日起开始实施。该规范的实施改变了长期以来我国在生物安全实验室建设、建筑技术方面缺乏统一标准的局面。

10.《兽医实验室生物安全管理规范》 为加强兽医实验室生物安全工作，防止动物病原微生物扩散，确保动物疫病的控制和扑灭工作以及畜牧业生物安全，农业部根据《中华人民共和国动物防疫法》和《动物防疫条件审核管理办法》的有关规定，参照国际有关对实验室生物安全的要求，制定了《兽医实验室生物安全管理规范》，并于 2003 年 10 月 15 日颁布施行。

11.《医疗废物管理条例》 2003 年 6 月 4 日国务院第十次常务会议通过，2003 年 6 月 16 日起施行。依据《国务院关于废止和修改部分行政法规的决定》（中华人民共和国国务院令 第 588 号），自 2011 年 1 月 8 日起，《医疗废物管理条例》中关于治安管理处罚的规定做出修改：将《医疗废物管理条例》第五十条中引用的"治安管理处罚条例"修改为"治安管理处罚法"。

第二章图片

第二章　化学安全与防护

第一节　危险化学品

一、危险化学品的概念

危险化学品是指具有毒害、腐蚀、爆炸、燃烧、助燃等性质，对人体、设施、环境具有危害的剧毒化学品和其他化学品。

剧毒化学品的定义和判定界限：

1. 定义　具有剧烈急性毒性危害的化学品，包括人工合成的化学品及其混合物和天然毒素，还包括具有急性毒性易造成公共安全危害的化学品。

2. 判定界限　满足下列条件之一：大鼠实验，经口 $LD_{50} \leqslant 5mg/kg$，经皮 $LD_{50} \leqslant 50mg/kg$，吸入（4h）$LC_{50} \leqslant 100mL/m^3$（气体）或 $0.5mg/L$（蒸气）或 $0.05mg/L$（尘、雾）。经皮 LD_{50} 的实验数据，也可使用兔实验数据。

二、危险化学品的分类

根据国家 GB 6944-86《危险货物分类和品名编号》中附录 1 的规定，常用危险化学品按其主要危险特性分为 7 类（第 1~6、8 类），不常用的危险货物有 2 类（第 7、9 类）：

第 1 类　爆炸品，包括具有整体爆炸危险的物质和物品、具有燃烧危险和较小爆炸或较小抛射危险或两者兼有但无整体爆炸危险的物质和物品、无重大危险的爆炸物质和物品。

第 2 类　压缩气体和液化气体，包括易燃气体、不燃气体、有毒气体。

第 3 类　易燃液体，包括低闪点液体、中闪点液体、高闪点液体。

第 4 类　易燃固体、自燃物品和遇湿易燃物品。

第 5 类　氧化剂和有机过氧化物。

第 6 类　毒害品和感染性物品。

第 7 类　放射性物品。

第 8 类　腐蚀品，包括酸性腐蚀品、碱性腐蚀品、其他腐蚀品。

第 9 类　杂类，其中前 5 类都是燃爆危险品，第 6、8 类中很多物质也具有燃爆危险性。

1. 爆炸品　本类化学品指在外界作用下（如受热、受压、撞击等），能发生剧烈的化学反应，瞬时产生大量的气体和热量，使周围压力急骤上升，发生爆炸，对周围环境造成破坏的物品，也包括整体爆炸危险，但具有燃烧、抛射及较小爆炸危险的物品。例如：黑索金、三硝基甲苯（TNT）、三硝基苯酚等，都属于爆炸品。

2. 压缩气体和液化气体　指压缩、液化或加压溶解的气体，并应符合下述两种情况之一者：

（1）临界温度低于 50℃，或在 50℃时，其蒸气压力大于 294kPa 的压缩或液化气体。

（2）温度在 21.1℃时，气体的绝对压力大于 275kPa，或在 54.4℃时，气体的绝对压力大于715kPa的压缩气体；或在37.8℃时，雷德蒸气压力大于275kPa的液化气体或加压溶解气体。包括以下三类：①易燃气体，如氢、甲烷、一氧化碳；②不燃气体，如氧气、压缩（液化）空气、氮气；③有毒气体，如光气、氯气、一氧化氮等。

钢瓶内所装气体不同，其钢瓶颜色和字体颜色均有不同（图2-1）：

1）氧气瓶：天蓝色，黑字。

2）氮气瓶：黑色，黄字。

3）压缩空气瓶：黑色，白字。

4）氯气瓶：草绿色，白字。

5）氢气瓶：深绿色，红字。

6）氨气瓶：黄色，黑字。

7）石油液化气瓶：灰色，红字。

8）乙炔瓶：白色，红字。

9）二氧化碳气瓶：灰色，黑字。

10）丙烷气瓶：褐色，白字。

11）氩气瓶：灰色，绿字。

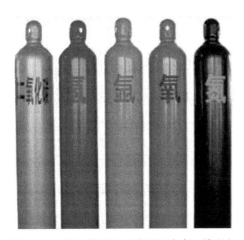

图2-1　压缩气体钢瓶（彩图见本章二维码）

3. 易燃液体　指易燃的液体、液体混合物或含有固体物质的液体。其闭口杯试验闪点等于或低于61℃。例如：汽油、苯、乙醇等均属于易燃液体。根据闭杯闪点温度进行划分，可分为以下3类：

◆低闪点易燃液体（<−18℃）：环己烷、乙醛等。

◆中闪点易燃液体（−18～23℃）：原油、石脑油等。

◆高闪点易燃液体（23～61℃）：煤油、硝基甲烷等。

4. 易燃固体、自燃物品和遇湿易燃物品

（1）易燃固体：指燃点低，对受热、撞击、摩擦敏感，易被外部火源点燃，燃烧迅速，并可能散发出有毒烟雾或有毒气体的固体，但不包括已列入爆炸品的物品。如红磷、硝化棉、硫磺、煤、木材、松香、石蜡等都属于易燃固体。

（2）自燃物品：指自燃点低，在空气中易发生物理、化学或生物反应，放出热量，而自行燃烧的物品。如黄（白）磷、三乙基铝、堆积的浸油物、硝化棉、金属硫化物、堆积植物等，都是常见的自燃物品。

（3）遇湿易燃物品（忌水性物品）：指遇水或受潮时，发生剧烈化学反应，放出大量的易燃气体和热量的物品。有的不需要明火，即能燃烧或爆炸。如钠、钾、镁、电石、石灰等都属于此类。

5. 氧化剂和有机过氧化物　氧化剂指处于高氧化态、具有强氧化性、易分解并放出氧和热量的物质，包括含有过氧基的无机物，其本身不一定可燃，但能导致可燃物的燃烧，与松软的粉末状可燃物组成爆炸性混合物，对热、振动或摩擦较敏感。有机过氧化物系指分子组成中含有过氧基的有机物，其本身易燃易爆，极易分解，对热、振动或摩擦极为敏感。常见的氧化剂有过氧化氢溶液、氯酸钾、次氯酸钠、高锰酸盐等，常见的有机过氧化物有过氧化甲乙酮等。

6. 有毒物品 指进入机体后，累积达到一定的量，能与体液和器官组织产生生物化学作用或生物物理学作用，扰乱或破坏机体的正常生理功能，引起某些器官和系统暂时性或持久性的病理改变，甚至危及生命的物品。经口摄取半数致死量：固体 $LD_{50}≤500mg/kg$，液体 $LD_{50}≤2000mg/kg$；经皮肤接触 24h，半数致死量 $LD_{50}≤1000mg/L$；粉尘、烟雾及蒸气吸入半数致死量 $LD_{50}≤10mg/L$。常见的毒害品如氰化物、五氧化二砷等。

7. 放射性物品 放射性物品是指含有放射性核素、放射性比活度大于 $7.4×10^4Bq/kg$ 的物品。它属于危险化学品，但不属于《危险化学品安全管理条例》的管理范围，国家还另外有专门的"条例"来管理，本书第四章详述。

8. 腐蚀品 指能灼伤人体组织并对金属等物品造成损坏的固体或液体。与皮肤接触在 4h 内出现可见坏死现象，或温度在 55℃时，对 20 号钢的表面均匀腐蚀率超过 6.25mm/年的固体或液体。其中常见的酸性腐蚀品有硫酸、硝酸、盐酸等；碱性腐蚀品有氢氧化钠、氢氧化钾、乙醇钠等；其他腐蚀品有亚氯酸钠溶液、氯化铜、氯化锌等。

对于未列入分类明细表中的危险化学品，可以参照已列出的化学性质相似、危险性相似的物品进行分类。根据各类危险化学品不同特性还可分成若干项。

三、高校实验室常见危险化学品特性及保存方法

1. 爆炸品

（1）特性：摩擦、振动、撞击、碰到火源、高温能引起激烈的爆炸。

（2）实例：三硝基甲苯、硝化甘油、硝化纤维、雷汞等。

（3）保管与使用时的注意事项：装瓶单独存放在安全处，使用时要避免摩擦、振动、撞击、接触火源。

2. 易燃气体

（1）特性：遇明火易燃烧；空气的混合物达到爆炸极限范围，遇明火、星火、电火花均能发生猛烈的爆炸。

（2）实例：氢气、甲烷、一氧化碳等。

（3）保管与使用时的注意事项：要密封（如盖紧瓶塞）以防止倾倒和外溢，要远离火种（包括易产生火花的器物）。

3. 易燃液体

（1）特性：易挥发，遇明火易燃烧；蒸气与空气的混合物达到爆炸极限范围，遇明火、星火、电火花均能发生猛烈的爆炸。

（2）实例：汽油、苯、甲苯、乙醇、乙醚、乙酸乙酯、丙酮、乙醛、氯乙烷、二硫化碳等。

（3）保管与使用时的注意事项：要密封（如盖紧瓶塞）以防止倾倒和外溢；存放在阴凉通风的专用橱中；要远离火种（包括易产生火花的器物）和氧化剂。

4. 易燃固体

（1）特性：着火点低，易点燃，其蒸气或粉尘与空气混合达一定程度，遇明火或火星、电火花能激烈燃烧或爆炸；跟氧化剂接触易燃烧或爆炸。

（2）实例：硝化棉、萘、樟脑、硫磺、红磷、镁粉、锌粉、铝粉等。

（3）保存及使用时的注意事项：跟氧化剂分开存放于阴凉处，远离火种。

5. 自燃品

（1）特性：跟空气接触易因缓慢氧化而引起自燃。

（2）实例：白磷（白磷同时又是剧毒品）。

（3）保管及使用时的注意事项：放在盛水的瓶中，白磷全部浸没在水下，加塞，保存于阴凉处。使用时注意不可与皮肤接触。

6. 遇水燃烧物

（1）特性：与水激烈反应，产生可燃性气体并放出大量热。

（2）实例：钾、钠、碳化钙、磷化钙、硅化镁、氢化钠等。

（3）保管与使用时的注意事项：放在坚固的密闭容器中，存放于阴凉干燥处。少量钾、钠应放在盛煤油的瓶中，使钾、钠全部浸没在煤油里，加塞存放。

7. 强氧化剂

（1）特性：与还原剂接触易发生爆炸。

（2）实例：过氧化钠、过氧化钡、过硫酸盐、硝酸盐、高锰酸盐、重铬酸盐、氯酸盐等。

（3）保管及使用时的注意事项：跟酸类、易燃物、还原剂分开，存放于阴凉通风处。使用时要注意切勿混入木屑、炭粉、金属粉、硫、硫化物、磷、油脂、塑料等易燃物。

8. 毒品

（1）特性：摄入人体造成致命的毒害。

（2）实例：氰化钾、氰化钠等氰化物，三氧化二砷、硫化砷等砷化物，升汞及其他汞盐，汞和白磷等均为剧毒品，人体摄入极少量即能中毒致死。可溶性或酸溶性重金属盐及苯胺、硝基苯等也均为毒品。

（3）保管与使用时的注意事项：剧毒品必须锁在固定的铁橱中，专人保管，购进和支用都要有清楚无误的记录，一般毒品也要妥善保管。使用时要严防摄入和接触身体。

9. 强腐蚀性物质

（1）特性：对衣物、人体等有强腐蚀性。

（2）实例：浓酸（有机酸中的甲酸、乙酸等）、固态强碱或浓碱溶液、液溴、苯酚等。

（3）保管与使用时的注意事项：盛于带盖（塞）的玻璃或塑料容器中，存放在低温阴凉处。使用时勿接触衣服和皮肤，严防溅入眼睛造成失明。

四、首批国家重点监管的《危险化学品名录》及其危险特性

国家重点监管的危险化学品是指列入《危险化学品名录》（表2-1）的危险化学品及在温度20℃和标准大气压101.3kPa条件下属于以下类别的危险化学品：

（1）易燃气体类别1（爆炸下限≤13%或爆炸极限范围≥12%的气体）。

（2）易燃液体类别1（闭杯闪点<23℃并初沸点≤35℃的液体）。

（3）自燃液体类别1（与空气接触不到5min便燃烧的液体）。

（4）自燃固体类别1（与空气接触不到5min便燃烧的固体）。

（5）遇水放出易燃气体的物质类别1（在环境温度下与水剧烈反应所产生的气体通常显示自燃的倾向，或释放易燃气体的速度等于或大于每千克物质在任何1min内释放10L的任何物质或混合物）。

（6）三光气等光气类化学品。

表 2-1 首批国家重点监管的《危险化学品名录》及其危险特性

序号	化学品名称	别名	危险特性
1	氯	液氯、氯气	剧毒，吸入高浓度气体可致死；包装容器受热有爆炸的危险
2	氨	液氨、氨气	与空气能形成爆炸性混合物；吸入可引起中毒性肺水肿
3	液化石油气		极易燃气体
4	硫化氢		强烈的神经毒物，高浓度吸入可发生猝死，谨慎进入工业下水道（井）、污水井、取样点、化粪池、密闭容器，下敞开式、半敞开式坑、槽、罐、沟等危险场所；极易燃气体
5	甲烷、天然气		极易燃气体
6	原油		易燃黏稠液体
7	汽油（含甲醇汽油、乙醇汽油）、石脑油		高度易燃液体；不得使用直流水扑救（用水灭火无效）
8	氢	氢气	极易燃气体
9	苯（含粗苯）		确认人类致癌物；易燃液体，不得使用直流水扑救（闪点很低，用水灭火无效）
10	碳酰氯	光气	剧毒气体，吸入可致死；高浓度泄漏区，喷氨水或其他稀碱液中和
11	二氧化硫		对黏膜有强烈的刺激作用
12	一氧化碳		极易燃气体，有毒，吸入可因缺氧致死
13	甲醇	木醇、木精	有毒液体，可引起失明、死亡
14	丙烯腈	氰基乙烯、乙烯基氰	可疑人类致癌物，剧毒液体，火场温度下易发生危险的聚合反应
15	环氧乙烷	氧化乙烯	确认人类致癌物；极易燃气体；加热时剧烈分解，有着火和爆炸危险
16	乙炔	电石气	极易燃气体；经压缩或加热可造成爆炸；火场温度下易发生危险的聚合反应
17	氟化氢、氢氟酸		有毒气体，对呼吸道黏膜及皮肤有强烈刺激和腐蚀作用
18	氯乙烯		确认人类致癌物；极易燃气体；火场温度下易发生危险的聚合反应
19	甲苯	甲基苯、苯基甲烷	高度易燃液体，用水灭火无效，不能使用直流水扑救
20	氰化氢、氢氰酸		剧毒液体，极易燃，火场温度下易发生危险的聚合反应
21	乙烯		极易燃气体，有较强的麻醉作用；火场温度下易发生危险的聚合反应
22	三氯化磷		剧毒液体，有腐蚀性；遇水猛烈分解，产生大量的热和浓烟，甚至爆炸
23	硝基苯		可疑人类致癌物
24	苯乙烯		可疑人类致癌物。易燃液体，火场温度下易发生危险的聚合反应，不得使用直流水扑救
25	环氧丙烷		可疑人类致癌物。极易燃液体
26	一氯甲烷		极易燃气体
27	1，3-丁二烯		极易燃气体，火场温度下易发生危险的聚合反应
28	硫酸二甲酯		可疑人类致癌物。剧毒液体，火场温度下可发生剧烈分解，引起容器破裂或爆炸事故
29	氰化钠		剧毒固体，遇酸产生剧毒、易燃的氰化氢气体
30	1-丙烯、丙烯		极易燃气体，火场温度下易发生危险的聚合反应
31	苯胺		有毒液体，易经皮肤吸收

续表

序号	化学品名称	别名	危险特性
32	甲醚		极易燃气体
33	丙烯醛、2-丙烯醛		剧毒，高度易燃液体，火场温度下易发生危险的聚合反应，不得使用直流水扑救
34	氯苯		易燃，对中枢神经系统有抑制和麻醉作用
35	乙酸乙烯酯		可疑人类致癌物，高度易燃液体
36	二甲胺		极易燃气体，液态二甲胺可致皮肤灼伤
37	苯酚	石炭酸	有毒固体，对皮肤、黏膜有强烈的腐蚀作用
38	四氯化钛		易与水反应，放出有毒的腐蚀性烟气
39	甲苯二异氰酸酯	TDI	可疑人类致癌物。吸入剧毒，遇水反应放出有毒气体，不得使用直流水扑救
40	过氧乙酸	过乙酸、过氧乙酸	有腐蚀性，严禁与易燃物或可燃物接触
41	六氯环戊二烯		剧毒液体
42	二硫化碳		高度易燃，可损害神经，不得使用直流水扑救（闪点很低，用水灭火无效）
43	乙烷		极易燃气体
44	环氧氯丙烷	3-氯-1，2-环氧丙烷	可疑人类致癌物，皮肤直接接触液体可致灼伤
45	丙酮氰醇	2-甲基-2-羟基丙腈	剧毒液体，120℃以上易分解生成氢氰酸和丙酮，不得使用直流水扑救
46	磷化氢	膦	剧毒气体，暴露在空气中能自燃
47	氯甲基甲醚		剧毒液体，确认人类致癌物，高度易燃，不得使用直流水扑救
48	三氟化硼		遇水发生爆炸性分解，强腐蚀性
49	烯丙胺	3-氨基丙烯	剧毒液体，高度易燃
50	异氰酸甲酯	甲基异氰酸酯	剧毒液体，高度易燃、容易自聚，禁止喷水处理泄漏物或将水喷入容器
51	甲基叔丁基醚		高度易燃，对中枢神经系统有抑制作用和麻醉作用
52	乙酸乙酯		高度易燃，对眼、鼻、咽喉有刺激作用
53	丙烯酸		易燃液体，强烈刺激作用
54	硝酸铵		与易燃物、可燃物混合或急剧加热会发生爆炸
55	三氧化硫	硫酸酐	确认人类致癌物，有强烈的刺激和腐蚀作用，与水发生剧烈反应
56	三氯甲烷	氯仿	可疑人类致癌物。受热可产生剧毒的光气
57	甲基肼		剧毒液体，有腐蚀性，极易燃、高热时其蒸气能发生爆炸
58	一甲胺		极易燃气体，强刺激性和腐蚀性，可致严重灼伤甚至死亡
59	乙醛		可疑人类致癌物，极易燃液体，火场温度下易发生危险的聚合反应
60	氯甲酸三氯甲酯	双光气	遇高热、碱类、活性炭能产生剧毒的光气，遇水或水蒸气产生氯化氢气体

第二节　危险化学品对人体的危害

一、实验室常见有毒化学品类别

1. 金属和类金属　铅、汞、锰、镍、铍、砷、磷及其化合物等。

2. 刺激性气体　氯、氨、氮氧化物、光气、氟化氢、二氧化硫、三氧化硫和硫酸二甲酯等。

3. 窒息性气体　可分为单纯窒息性气体、血液窒息性气体和细胞窒息性气体,如氮气、甲烷、乙烷、乙烯、一氧化碳、硝基苯的蒸气、氰化氢、硫化氢等。

4. 农药　杀虫剂、杀菌剂、杀螨剂、除草剂等。

5. 有机化合物　种类繁多,如苯、甲苯、二甲苯、二硫化碳、甲醇、丙酮等;苯的氨基和硝基化合物,如苯胺、硝基苯等。

6. 高分子化合物　高分子化合物在加工和使用过程中,可释放出游离单体对人体产生危害。

二、危险化学品对人体的危害途径

在化学事故中,化学毒物经大量排放或泄漏后污染空气、水、地面、土壤或食物,可经呼吸道、消化道和皮肤或黏膜进入人体;一部分中毒是由毒物通过创口直接进入血管中,引起严重中毒或死亡。另外,一些有毒的危险化学品可以直接伤害眼睛,燃烧、爆炸引起人员损伤等。

1. 经呼吸道、肺吸入中毒　经呼吸道、肺吸入是化学泄漏事故引起中毒最危险、最常见、最主要的途径。凡是有毒气体、液体蒸气、化学品燃烧产生的有毒气体及工业生产中意外释放有毒化学成分的烟、雾、粉尘等均可经呼吸道进入人体内。人的呼吸系统从鼻到肺泡都具有相当大的吸收能力,尤其肺泡的吸收能力最强。由于人体肺泡总面积大,肺泡壁薄,壁上有丰富的毛细血管,毒物一旦进入肺脏,很快就通过肺泡壁进入血液循环而被送至全身。毒物在空气中的浓度是影响呼吸道吸入中毒的最重要的因素,空气中毒物浓度越高,呼吸的量越大,吸收越多,中毒越重。有毒气体的泄漏,往往在短时间及大范围内形成高浓度毒物环境,其中的人员因为吸入的量多,在极短的时间内造成严重伤害,有时仅一次所吸进的毒气就会造成肺水肿、失去知觉甚至死亡。水溶性气体和蒸气如氨等可直接引起上呼吸道损伤,而不溶于水的气体或蒸气如少量的盐酸也会损伤肺内组织,刺激气管、支气管和肺泡,造成水肿而使呼吸道损伤,有毒气体也可经呼吸道损伤处入血。

2. 经皮肤吸收中毒　通过皮肤吸收引起中毒的情况也比较常见。化学毒物可通过表皮、毛孔、汗腺等管道渗透进入人体。一些脂溶性毒物经过表皮吸收后,还需要有一定的水溶性才能进一步扩散和吸收。如沙林(甲氟膦酸异丙酯)、苯、有机磷农药、氯化烃等神经毒害物,可经过皮肤毒害人的神经系统。经皮肤中毒的过程不及呼吸中毒那么快,但严重时可使人失去知觉,无法呼吸甚至死亡。腐蚀性危险化学品(如强酸)喷溅到人体皮肤上,会引起皮肤的腐蚀性灼伤,其灼伤程度及导致的危害一般与化学品浓度及与皮肤接触的时间长短有关。有些化学品(如石油液化气的液体)虽然不具有腐蚀性,但若接触人体会迅速气化而急剧吸热,使人体皮肤产生冻伤,即冷灼伤。

3. 经消化道吸收中毒　消化道吸收中毒化学事故发生后,如果处置不当,消洗不彻底,致使有毒物质扩散,污染空气和水源,或者化学品在运输过程中发生事故,致使有毒物质直接污染水源或食物(如粮食、蔬菜、水果等),当食用被毒物污染的食物和水时便会通过消化道吸收引起中毒。这种中毒方式在化学事故现场一般是不多见的,也是完全可避免的。

4. 眼睛灼伤　大多数有毒有害化学物品接触眼睛,一般都会对眼睛造成伤害,引起眼睛发痒、流泪、发炎疼痛，有灼伤感，甚至引起视物模糊或失明。

5. 燃烧、爆炸引起伤害 很多有毒有害化学物品都有可燃、可爆性，如石油液化气、氨气等，在燃烧或爆炸的过程中可直接对人体造成伤害。

第三节 常用危险化学品储存通则（GB 15603—1995 节选）

一、定 义

1. 隔离储存（segregated storage） 在同一房间或同一区域内，不同的物料之间分开一定的距离、非禁忌物料间用通道保持空间的储存方式。

2. 隔开储存（cut-off storage） 在同一建筑或同一区域内，用隔板或墙，将其与禁忌物料分离开的储存方式。

3. 分离储存（detached storage） 在不同的建筑物或远离所有建筑的外部区域内的储存方式。

4. 禁忌物料（incompatible materals） 化学性质相抵触或灭火方法不同的化学物料。

二、基本要求

1. 储存危险化学品必须遵照国家法律、法规和其他有关的规定。

2. 危险化学品必须储存在经公安部门批准设置的专门的危险化学品仓库中，经销部门自管仓库储存危险化学品及储存数量必须经公安部门批准。未经批准不得随意设置危险化学品储存仓库。

3. 危险化学品露天堆放，应符合防火、防爆的安全要求，爆炸物品、一级易燃物品、遇湿燃烧物品、剧毒物品不得露天堆放。

4. 储存危险化学品的仓库必须配备有专业知识的技术人员，其库房及场所应设专人管理，管理人员必须配备可靠的个人安全防护用品。

5. 标志：储存的危险化学品应有明显的标志，标志应符合《危险货物包装标志》（GB 190）的规定。同一区域储存两种或两种以上不同级别的危险品时，应按最高等级危险物品的性能设置标志。

6. 根据危险品性能分区、分类、分库储存。储存方式分为三种：a. 隔离储存；b. 隔开储存；c. 分离储存。各类危险品不得与禁忌物料混合储存。

7. 储存危险化学品的建筑物、区域内严禁吸烟和使用明火。

三、储存场所的要求

1. 储存危险化学品的建筑物不得有地下室或其他地下建筑，其耐火等级、层数、占地面积、安全疏散和防火间距，应符合国家有关规定。

2. 储存地点及建筑结构的设置，除了应符合国家的有关规定外，还应考虑对周围环境和居民的影响。

四、储存场所的电气安装

1. 危险化学品储存建筑物、场所的消防用电设备应能充分满足消防用电需要；并符合《建筑设计防火规范》（GB 50016-2014）第十章"电气"的有关规定。

2. 危险化学品储存区域或建筑物内输配电线路、灯具、火灾事故照明和疏散指示标志，都应符合安全要求。

3. 储存易燃、易爆危险化学品的建筑，必须安装避雷设备。

五、储存场所通风或温度调节

1. 储存危险化学品的建筑必须安装通风设备，并注意设备的防护措施。

2. 储存危险化学品的建筑通排风系统应设有导除静电的接地装置。

3. 通风管应采用非燃烧材料制作。

4. 通风管道不宜穿过防火墙等防火分隔物，如必须穿过时应用非燃烧材料分隔。

5. 储存危险化学品建筑采暖的热媒温度不应过高，热水采暖不应超过 80℃，不得使用蒸汽采暖和机械采暖。

6. 采暖管道和设备的保温材料，必须采用非燃烧材料。

六、储存安排及储存量限制

1. 危险化学品储存安排取决于危险化学品分类、分项、容器类型、储存方式和消防的要求。

2. 储存量及储存安排　见表 2-2。

表 2-2　储存量及储存安排

储存要求	储存类别			
	露天储存	隔离储存	隔开储存	分离储存
平均单位面积储存量（t/m²）	1.0～1.5	0.5	0.7	0.7
单一储存区最大储量（t）	2000～2400	200～300	200～300	400～600
垛距限制（m）	2	0.3～0.5	0.3～0.5	0.3～0.5
通道宽度（m）	4～6	1～2	1～2	5
墙距宽度（m）	2	0.3～0.5	0.3～0.5	0.3～0.5
与禁忌品距离（m）	10	不得同库储存	不得同库储存	7～10

3. 遇火、遇热、遇潮能引起燃烧、爆炸或发生化学反应，产生有毒气体的危险化学品不得在露天或在潮湿、积水的建筑物中储存。

4. 受日光照射能发生化学反应引起燃烧、爆炸、分解、化合或能产生有毒气体的危险化学品应储存在一级建筑物中。其包装应采取避光措施。

5. 爆炸物品不准和其他类物品同时储存，必须单独隔离、限量储存，仓库不准建在城镇，还应与周围建筑、交通干道、输电线路保持一定安全距离。

6. 压缩气体和液化气体必须与爆炸物品、氧化剂、易燃物品、自燃物品、腐蚀性物品隔离储存。易燃气体不得与助燃气体、剧毒气体同时储存；氧气不得与油脂混合储存，盛装液化气体的容器属压力容器的，必须有压力表、安全阀、紧急切断装置，并定期检查，不得超装。

7. 易燃液体、遇湿易燃物品、易燃固体不得与氧化剂混合储存，具有还原性氧化剂应单独存放。

8. 有毒物品应储存在阴凉、通风、干燥的场所，不要露天存放，不要接近酸类物质。

9. 腐蚀性物品，包装必须严密，不允许泄漏，严禁与液化气体或其他物品共存。

七、危险化学品的保管

1. 危险化学品入库时，应严格检验物品质量、数量、包装情况、有无泄漏。

2. 危险化学品入库后应采取适当的养护措施，在储存期内，定期检查，发现其品质变化、包装破损、渗漏、稳定剂短缺等，应及时处理。

3. 库房温度、湿度应严格控制、经常检查，发现变化及时调整。

八、危险化学品出入库管理

1. 储存危险化学品的仓库，必须建立严格的出入库管理制度。

2. 危险化学品出入库前均应按合同进行检查验收、登记，验收内容包括数量、包装、危险标志三个方面。经核对后方可入库、出库，当物品性质未弄清时不得入库。

3. 进入化学危险品储存区域的人员、机动车辆和作业车辆，必须采取防火措施。

4. 装卸、搬运化学危险品时应按有关规定进行，做到轻装、轻卸。严禁摔、碰、撞、击、拖拉、倾倒和滚动。

5. 装卸对人身有毒害及腐蚀性的物品时，操作人员应根据危险性，穿戴相应的防护用品。

6. 不得用同一车辆运输互为禁忌的物料。

7. 换装、清扫、装卸易燃、易爆物料时，应使用不产生火花的铜制、合金制或其他工具。

九、消　防　措　施

1. 根据危险品特性和仓库条件，必须配置相应的消防设备、设施和灭火药剂，并配备经过培训的兼职和专职的消防人员。

2. 储存危险化学品的建筑物内应根据仓库条件安装自动监测和火灾报警系统。

3. 储存危险化学品的建筑物内，如条件允许，应安装灭火喷淋系统（遇水燃烧危险化学品，不可用水扑救的火灾除外），其喷淋强度为 $15L/(min\cdot m^2)$，持续时间为 90min。

十、废弃物处理

1. 禁止在危险化学品储存区域内堆积可燃废弃物品。易燃物如红磷应放入煤油中保存。

2. 泄漏或渗漏危险品的包装容器应迅速移至安全区域。

3. 按危险化学品特性，用化学的或物理的方法处理废弃物品，不得随意抛弃，以免污染环境。

第四节　危险化学品的安全防护及急救措施

化学品中具有易燃、易爆、有毒、有腐蚀性等特性，会对人（包括生物）、设备、环境造成伤害和侵害的化学品称为危险化学品。

危险化学品在不同的场合，叫法或者说称呼是不一样的，如在生产、经营、使用场所统称化工产品，一般不单称危险化学品。在运输过程中，包括铁路运输、公路运输、水上运输、航空运输都称为危险货物。在储存环节，一般又称为危险物品或危险品。当然作为危险货物、危险物品，除危险化学品外，还包括一些其他货物或物品。

在国家的法律法规中称呼也不一样，如在《中华人民共和国安全生产法》中称"危险物品"，在《危险化学品安全管理条例》中称"危险化学品"。

一、一般防护措施

当实验室中有害化学品的浓度超标时，实验人员就必须使用合适的个体防护用品。个体防护用品既不能降低实验室中有害化学品的浓度，也不能消除实验室的有害化学品，而只是一道阻止有害物进入人体的屏障。防护用品本身的失效就意味着保护屏障的消失，因此个体防护不能被视为控制危害的主要手段，而只能作为一种辅助性措施。个人防护用品主要有呼吸防护器具、眼部和面部防护器具、身体防护用品、手足防护用品等，简要分述如下。

1. 呼吸系统防护　呼吸道、肺吸入是化学泄漏事故引起中毒最危险、最常见、最主要的途径。凡是有毒气体、液体蒸气、化学品燃烧产生的有毒气体以及工业生产中意外释放有毒化学成分的烟、雾、粉尘等均可经呼吸道进入人体内。当实验室空气中的有害气体浓度超标时，应佩戴直接式防毒面具(半面罩)。紧急事态抢救或撤离时，应佩戴空气呼吸器。禁止品尝任何药品的味道，闻气体应"招气入鼻"，即用手轻拂气体，把气体扇向鼻孔(少量)，不可把鼻子凑到容器上；实验室内需设有通风橱，有毒气产生或有烟雾产生的实验应在通风橱内进行，尾气应用适当试剂吸收，防止污染空气，造成中毒；拆卸有毒气的实验装置时，也应在通风橱内进行。选择使用合适的呼吸防护器，包括防尘口罩、防毒口罩或防毒面罩等，它们可将空气中有害物质过滤净化或另行供给气源，可有效预防实验人员因呼吸毒气而发生中毒事故。

2. 眼部和面部防护　大多数有毒有害化学物品接触眼睛，一般都会对眼睛造成伤害，引起眼睛发痒、流泪、发炎疼痛，有灼伤感，甚至引起视力模糊或失明。选用合适的化学安全防护眼镜和面罩，主要防护眼睛和面部免受化学溶液溅射、化学烟雾、粉尘、电磁波辐射、金属等损伤。一旦化学溶剂溅入眼睛后，应立即使用洗眼器彻底冲洗。冲洗时，应将眼皮撑开，小心地用自来水冲洗数分钟，再用蒸馏水冲，然后去医务室进行治疗。洗眼器一般可以选用壁挂式洗眼器或便携式洗眼器。面部防护用具用于保护脸部和喉部。为了防止可能的爆炸及实验产生的物体飞溅造成冲击伤害，可佩戴有机玻璃或聚碳酸酯材质的防护面罩或面屏。

3. 身体防护 通过皮肤吸收中毒在化学事故中比较常见。化学毒物可通过表皮、毛孔、汗腺等管道渗透进入人体。一些脂溶性毒物经过表皮吸收后，还需要有一定的水溶性才能进一步扩散和吸收。皮肤破损后不能接触有毒物质，以免有毒物质经伤口侵入人体造成中毒。实验室中要选择使用合适的防护服，可防化学污染物损伤皮肤或经皮肤进入体内。常用的耐酸和/或碱的实验服一般由橡胶、塑料薄膜、合成纤维、柞蚕丝等制成。从事化学清洗工作可选用合成纤维、柞丝绸材质的工作服比较适宜，可阻挡常见的酸类如硝酸、盐酸、氢氟酸等和碱类如烧碱、纯碱等，对躯体可起到保护作用。

4. 手足防护 在实验室中为了防止手足部受到伤害，可根据需要选戴不同类型的防护手套和鞋套及靴子。当用手接触腐蚀性物质、边缘尖锐的物体(如碎玻璃、木材、金属碎片)、过热或过冷的物质时均需穿戴手套。实验室最常用的手套是防化手套，防化手套的材质有多种，比如聚乙烯、丁腈橡胶、PVC、乳胶等，因为不同材质的防化手套，可防护的化学品溶剂的防护等级不同，所以需要按具体的使用情况来选择合适的手套。在实验结束后，应用冷水和中性的清洁剂反复清洗双手和脸部，不宜用热水洗，因热水会使皮肤毛孔扩张，有毒物质容易渗入。使用后的防化手套需集中回收处理，不能与其他垃圾混放。

5. 其他防护 清洗仪器时必须先倒出其中的反应物；有毒物质不准倒入水槽里，必须倒在废液缸中，等待集中回收处理；有毒物质用剩后不可随意乱扔；实验室内禁止吸烟、进食和饮水。每次实验结束后务必沐浴更衣。单独存放被毒物污染的实验服，去毒洗涤后方可再次使用。注意实验室和个人清洁卫生。特别要防止有害化学品附着在皮肤上，防止有害化学品通过皮肤渗入体内。

选用个人防护用品要以正确使用、安全、可靠为原则。对实验防护用品的采购，必须到国家批准认可的定点劳保用品经销单位购买，选购的产品必须取得产品生产许可证、质量合格证和安全鉴定证。科研实验固然很重要，但是我们在进行实验的同时，务必谨记第一原则仍是要保证个人生命安全，实验中必须佩戴相应的个人防护用品，以防范于未然。

二、危险化学品进入人体的伤害及急救措施

（一）危险化学品进入人体的途径及应急处理方法

1. 皮肤接触 立即脱去被污染的衣着，用大量流动清水冲洗皮肤，至少冲洗5min。就医。

2. 眼睛接触 立即提起眼睑，用大量流动清水或生理盐水彻底冲洗眼睛至少15min。就医。

3. 吸入 迅速拖离现场至空气新鲜处。保持呼吸道通畅。如呼吸困难，应给予吸氧。如呼吸停止，立即进行人工呼吸。就医。

4. 食入 饮足量温水，催吐。就医。

（二）常见毒物进入人体的途径、中毒症状和救治方法（见表 2-3）

表 2-3　常见毒物进入人体的途径、中毒症状和救治方法

名称及入体途径	中毒症状	救治方法
氰化物或氢氰酸：呼吸道、皮肤	轻者刺激黏膜、喉头痉挛、瞳孔放大，重者呼吸不规则、逐渐昏迷、血压下降、口腔出血	立即移出毒区，脱去衣服，进行人工呼吸。可吸入含 5%二氧化碳的氧气。立即送医院救治
氢氟酸或氟化物：呼吸道、皮肤	接触氢氟酸气可出现皮肤发痒、疼痛、湿疹和各种皮炎。主要作用于骨骼。深入皮下组织及血管时可引起化脓溃疡。吸入氢氟酸气后，气管黏膜受刺激可引起支气管炎症	皮肤被灼伤时，先用水冲洗，再用 5%小苏打液洗，最后用甘油-氧化镁（2∶1）糊剂涂敷，或用冰冷的硫酸镁液洗，也可涂可的松油膏
硝酸、盐酸、硫酸及氮的氧化物：呼吸道、皮肤	三酸对皮肤和黏膜有刺激和腐蚀作用，能引起牙齿酸蚀病，一定数量的酸落到皮肤上即产生烧伤，且有强烈的疼痛。当吸入氧化氮时，强烈发作后可以有 2～12h 的暂时好转，继而更加恶化，虚弱者咳嗽更加严重	吸入新鲜空气。皮肤烧伤时立即用大量水冲洗，或用稀苏打水冲洗。如有水泡出现，可涂红汞或紫药水。眼、鼻、咽喉受蒸气刺激时，也可用温水或 2%苏打水冲洗和含漱

（三）危险化学品伤害事故的现场急救措施

遇到危险化学品泄漏事故发生时，及时组织现场人员撤离。进入现场救援人员必须配备必要的个人防护器具。救援人员严禁单独行动，要有监护人，必要时用水枪掩护。事故中心区应严禁火种、切断电源，采用合适的材料和技术手段堵住泄漏处，可向有害物蒸气云喷射雾状水，加速气体向高空扩散；对于液体泄漏，可用泡沫或其他覆盖物品覆盖外泄的物料，在其表面形成覆盖层，抑制其蒸发；可用沙子、吸附材料、中和材料等吸收中和。将收集的泄漏物移交有资质的单位进行处理。

1. 中毒现场急救措施　毒物进入人体后，损害人体某些组织和器官的生理功能或组织结构，从而引起一系列症状体征，称为中毒。实验中若感觉咽喉灼痛、嘴唇脱色或发绀、胃部痉挛或恶心、呕吐、心悸、头晕等症状时，则可能系中毒所致，立即送医院治疗，不得延误。危险化学品中毒现场急救主要是除毒，减轻毒物对中毒者的进一步伤害，现场急救可采取以下措施。

（1）对有害气体吸入性中毒者，应立即将患者拖离染毒区域，搬至空气新鲜的地方，除去患者口鼻中的异物，解开衣物，同时注意保暖。对休克者进行吸氧或者人工呼吸，但不要用口对口法。给予 2%～5%碳酸氢钠溶液雾化吸入、吸氧。对于一氧化碳和硫化氢中毒者，可在纯氧中加入 5%的二氧化碳以刺激呼吸中枢，增强肺的呼吸能力；二氧化硫和二氧化氮中毒者，进行人工呼吸时，避免刺激患者的肺部，并观察是否有肺水肿。立即送医院急救。应急人员一般应配置过滤式防毒面罩、防毒服装、防毒手套、防毒靴等。

（2）对皮肤、黏膜沾染接触性中毒者，马上离开毒源，脱去中毒者污染衣服及随身装备，用清水冲洗体表皮肤。若为碱性物中毒，可用乙酸或 1%～2%（质量分数，下同）稀盐酸、酸性果汁冲洗；如为酸性物中毒，可用石灰水、小苏打水、肥皂水冲洗。遇水能发生反应的腐蚀性毒如三氯化磷，则先用干布或棉花抹去毒物，再用水冲洗。随后立即送入医院治疗。

（3）对食物中毒者，若为固体或液体毒物中毒，有毒物质尚在嘴里的立即吐掉，用大量水漱口。若已吞入体内则视情况用 0.02%～0.05%高锰酸钾溶液或 5%活性炭溶液等催吐，再让中毒者大量饮用温开水、稀盐水或牛奶，以减少毒素的吸收。误食酸者，先喝水，再服氢氧化镁乳剂，最后饮些牛奶，不要用催吐药，也不要服用碳酸盐或碳酸氢盐，以免引起危险或使病情复杂化。误食碱者，先饮大量水再喝些牛奶。重金属盐中毒者，喝一杯含有几克硫酸镁的水溶液，立即就医，不要服催吐药，以免引起危险或使病情复杂化。砷和汞化物中毒者，必须紧急送院治疗，不得延误。

（4）眼内含有毒物者，迅速用生理盐水或清水冲洗 5～10min。含有酸性毒物用 2%碳酸氢钠溶液冲洗，若含碱性毒物用 3%硼酸溶液冲洗。无药液时，可用微温清水冲洗后再就医处理。

2. 窒息现场急救措施 窒息是由于外伤、溺水、烟熏、火燎、土埋、密室缺氧及异物吸入等，引起声门突然紧闭，气管及肺内空气不能外溢，使肺内压力急剧升高，氧气不能进入人体，造成重要器官及全身缺氧的综合征。现场急救措施有：

（1）拖离不良环境，解开患者身上过紧的衣服，使呼吸道通畅。

（2）轻拍患者背部或用手指清除患者口、鼻、呼吸道中的分泌物和异物，以保持呼吸道通畅。

（3）对患者施行人工呼吸或者使用面罩吸氧。

（4）必要时对患者施行胸外心脏按压，建立静脉通道。

3. 化学灼伤现场急救措施 危险化学品伤害导致的化学性灼伤事故较多，常见的有化学性皮肤灼伤和化学性眼灼伤。其灼伤程度取决于化学物质的种类、浓度、剂量、接触面积和时间及处理是否及时有效等因素。

（1）化学性皮肤灼伤现场急救

1）酸灼伤：盐酸、硫酸、硝酸造成的小面积灼伤可立即用大量流水冲洗，大面积的灼伤用 5%碳酸氢钠溶液或 10%氨水和清水冲洗，再用氧化镁、甘油糊剂外涂。氢氟酸所致的灼伤用大量清水冲洗或浸泡后，再用饱和氯化钙或 25%硫酸镁溶液浸泡或乙醇溶液浸洗 30min 以上，用肥皂水或 2%～5%碳酸氢钠溶液冲洗，用 5%碳酸氢钠溶液湿敷。亦可用 10%氨水纱布包敷或浸泡，再用清水冲洗。局部外用可的松软膏或紫草油软膏及硫酸镁糊剂。

2）碱灼伤：碱、浓氨水灼伤先用大量水冲洗，再用 1%～2%硼酸或用 2%乙酸溶液浸洗，最后用水洗至皂样物质消失为止。

3）磷灼伤：先在水下清除磷粒，再用 1%～2%硫酸铜溶液加入适量洗衣粉冲洗后，立即用大量生理盐水或清水冲洗。最后用 2%碳酸氢钠溶液湿敷，切忌暴露或用油脂敷料包扎。

4）溴灼伤：被溴灼伤后的伤口一般不易愈合，必须严加防范。凡用溴时都必须预先配制好适量的 10%硫代硫酸钠溶液备用。一旦有溴沾到皮肤上，立即用 10%硫代硫酸钠溶液（氧化还原反应）或 2%碳酸氢钠（中和反应）冲洗，再用大量水冲洗干净，然后用乙醇溶液涂擦包上消毒纱布后就医。在受上述灼伤后，若创面起水泡，均不宜把水泡挑破。

5）酚灼伤：清水冲洗后用 30%～50%乙醇溶液擦洗，再用饱和硫酸钠溶液湿敷。

6）焦油、沥青灼伤：用棉花蘸二甲苯清除沾染物质后涂羊毛脂。

7）生石灰、电石灼伤：使用清水冲洗之前，用软布或软刷将附着体表的固体颗粒和粉末全部除去，溶解放出热量之前，用有压力的水流迅速冲洗掉剩余物。

8）氰化物灼伤：先用高锰酸钾溶液冲洗伤处，再用硫酸铵溶液漂洗。

9）铬酸灼伤：用水清洗后，再用比例为 4：1 的 72%乙醇溶液和 1mol/L 三氯化铁混合液冲洗、包扎。

10）氯化锌、硝酸银灼伤：若只是浅表受伤，用生理盐水清洗创面，周围用75%的乙醇溶液清洗，然后包扎。若伤口较深或有异物，应立即到医院去清创缝合处理。

（2）化学性眼灼伤现场急救：当化学物质接触眼部或溅入眼内时，易造成眼部腐蚀性灼伤，轻者可造成结膜炎，重者可引起角膜混浊，甚至失明。常见的强酸、强碱、乙酸、氨水、生石灰、碳化钙（电石）等都具有腐蚀性和渗透性，都可能造成伤害。急救措施可采用：

1）冲洗：立即拉开上眼睑，使毒物随泪水流出，用大量清水或生理盐水反复彻底冲洗眼部，翻转眼睑，转动眼球，将结膜内的化学物质彻底洗出。洗后立即到医院就诊。

2）中和溶液的应用：强酸、有机磷及糜烂性毒物灼伤可用2%碳酸氢钠溶液冲洗，再以生理盐水清洗。碱性灼伤可用3%硼酸、0.5%～1%乙酸、1%乳酸等溶液冲洗。

3）去除残留物：若眼部有固体毒物颗粒附着或有被腐蚀坏死的组织冲洗不能消除时，可用蘸有眼膏的棉花取之。磷烧伤，先用0.5%硫酸铜溶液洗眼后，除去黑色的磷化铜颗粒，再行冲洗，就近急诊治疗。

4. 化学冻伤急救措施 应迅速拖离低温环境和冰冻物体，用40℃左右温水将冰冻融化后将衣物脱下或剪开，然后在对冻伤部位进行复温的同时，尽快就医。对于心跳呼吸骤停者要施行心脏按压和人工呼吸。严禁用火烤、雪搓、冷水浸泡或猛力捶打等方式作用于冻伤部位。

5. 烧伤现场急救措施 烧伤是指热力、电流、化学物质、激光、放射线等作用于人体所造成的损伤。现场急救可以采取以下措施：

（1）当人员发生烧伤时，应迅速将患者衣服脱去（顺衣缝剪开），行"创面冷却疗法"。

（2）不要任意弄破水泡，用清洁布覆盖创伤面，避免伤面污染。

（3）患者口渴时，可口服淡盐水或烧伤饮料。

6. 气体爆炸 应立即切断电源和气源、疏散人员、转移其他易爆物品，拨打火警电话。

7. 其他外伤急救方法

（1）割伤：在切割玻璃管或向木塞、橡皮塞中插入温度计、玻璃管等物品时最容易发生割伤。先取出伤口处的玻璃碎屑等异物，用温开水洗净伤口，挤出一点血，涂上碘伏后用消毒纱布包扎。也可在洗净的伤口上贴上"创可贴"，可立即止血并促进伤口愈合。若严重割伤大量出血时，应先止血，让伤者平卧，抬高出血部位，压住附近动脉，或用绷带盖住伤口直接施压，若绷带被血浸透，不要换掉，再盖上一块施压，并立即送医院治疗。

（2）烫伤：在烧熔和加工玻璃物品时最容易被烫伤，玻璃质脆易碎，对任何玻璃制品都不得用力挤压或造成张力。一旦被火焰、蒸气、红热的玻璃、铁器等烫伤时，立即将伤处用大量水冲淋或浸泡，以迅速降温避免深度烧伤。若起水泡不宜挑破，用纱布包扎后送医院治疗。对轻微烫伤，可在伤处涂些鱼肝油、烫伤油膏或万花油后再包扎。

实验室医药箱内一般应备下列急救药品和器具：

1）医用酒精、碘酒、碘伏、止血粉、创可贴、烫伤油膏（或万花油）、鱼肝油、1%硼酸溶液或2%乙酸溶液、1%碳酸氢钠溶液、20%硫代硫酸钠溶液等。

2）医用镊子、剪刀、纱布、药棉、棉签、绷带等。医药箱专供急救用，不允许随便挪动，平时不得动用其中器具。

三、最危险的 17 种慢性毒性化学品及使用注意事项（表 2-4）

表 2-4 最危险的 17 种慢性毒性化学品及使用注意事项

序号	化学品名称	主要毒性	使用注意事项
1	苯甲基磺酰氟	高强度毒性的胆碱酯酶抑制剂，它对呼吸道黏膜、眼睛和皮肤有非常大的破坏性，可因吸入、咽下或皮肤吸收而致命	戴合适的防护手套和安全眼镜，始终在化学通风橱里使用。在接触到的情况下，要立即用大量的水冲洗眼睛或皮肤，已污染的工作服丢弃掉
2	叠氮钠	毒性非常大，阻断细胞色素电子运送系统。可因吸入、咽下或皮肤接触而损害健康	必须穿好工作服、帽、鞋、戴合适的防护手套、安全护目镜、防尘口罩等防护用品。操作时要格外小心
3	四甲基乙二胺	强神经毒性	防止误吸，操作时快速，存放时密封
4	溴化乙锭	溴化乙锭可以嵌入碱基分子中，导致错配。具有强诱变致癌性	会在 60～70℃时蒸发（所以最好不要在胶太热的时候加，或者应该加到液体里）。使用时一定要戴合适的防护手套，注意操作规范，不要随便触摸别的物品。实验结束后，应对含溴化乙锭的溶液进行净化处理再行弃置，以避免污染环境和危害人体健康
5	氯仿	致癌剂，可损害肝、肾及中枢神经系统。对皮肤、眼睛、黏膜和呼吸道有刺激作用。也易挥发，避免吸入挥发的气体	密闭操作，局部排风，始终在化学通风橱里进行。建议佩戴直接式防毒面具（半面罩），戴安全护目镜，穿防毒物渗透工作服，戴合适的防护手套。防止蒸气泄漏到工作场所空气中
6	焦碳酸二乙酯	一种潜在的致癌物质，毒性并不是很强，但吸入的毒性是最强的。对眼睛和气道黏膜有强刺激作用	使用时戴口罩及合适的防护手套、工作服，并在化学通风橱里进行。避免接触皮肤。不小心沾到手上必须立即冲洗
7	甲醛	毒性较大且易挥发，也是一种致癌剂。很容易通过皮肤吸收，对眼睛、黏膜和上呼吸道有刺激和损伤作用。可引起青少年记忆力和智力下降	避免吸入其挥发的气雾。要戴合适的防护手套和安全护目镜。始终在化学通风橱内进行操作。远离热、火花及明火
8	二甲基亚砜	导致蛋白质变性，具有血管毒性和肝肾毒性。最为常见的为恶心、呕吐、皮疹。吸入高挥发浓度可能导致头痛、晕眩和镇静。能够灼伤皮肤并使皮肤有刺痛感。	远离火源、不要吸入蒸气或雾气，避免其与眼睛、皮肤、衣服接触。使用时戴安全护目镜、异丁（烯）橡胶或丁腈橡胶手套。使用时要避免其挥发，要准备 1%～5% 的氨水备用，皮肤沾上之后要用大量的水洗以及稀氨水洗涤
9	丙烯酰胺	中等毒性物质。可通过皮肤及呼吸道进入人体，引起神经毒性和生殖、发育毒性。累积毒性，不容易排毒	在搬运和使用中必须穿戴好防护用具，如防毒服、防毒口罩及防毒手套等
10	NN-亚甲双丙烯酰胺	有毒，影响中枢神经系统	切勿吸入粉末。避免高温和强光
11	二硫苏糖醇	很强的还原剂，散发难闻的气味。可因吸入、咽下或皮肤接触而危害健康	当使用固体或高浓度储存液时，戴合适的防护手套和安全护目镜，在通风橱中操作
12	吉姆萨	咽下可致命或引起眼睛失明，通过吸入和皮肤接触是有毒的。其可能的危险是不可逆的效应	戴合适的防护手套和安全护目镜。在化学通风橱里操作，不要吸入其粉末
13	三氯乙酸	有很强的腐蚀性	戴合适的防护手套和安全护目镜
14	十二烷基硫酸钠	对黏膜和上呼吸道有较强的刺激作用，对眼可造成严重损伤，可因吸入、咽下或皮肤接触而损害健康。严重时可引起呼吸系统过敏性反应	戴合适的防护手套和安全护目镜。不要吸入其粉末
15	聚乙二醇辛基苯基醚	可引起严重的眼睛刺激和灼伤。可因吸入、咽下或皮肤接触而受害	戴合适的防护手套和安全护目镜

序号	化学品名称	主要毒性	使用注意事项
16	过硫酸铵	对皮肤、黏膜有刺激性和腐蚀性，可致人体灼伤。口服引起腹痛、恶心和呕吐。长期皮肤接触可引起变应性皮炎。吸入可致命	操作时戴合适的防护手套、安全护目镜和防护服。始终在通风橱里操作，操作完成后彻底洗手
17	TRIZOL 试剂	含有毒物质苯酚，苯酚对眼睛有刺激性，对皮肤、黏膜有强烈的腐蚀作用，可抑制中枢神经或损害肝、肾功能	如皮肤接触，请立即用大量去垢剂和水冲洗，如仍有不适，请听取医生意见。如果只是少量接触，并处理后症状减轻，一般问题不大

四、其他常见有毒化学品的毒性及使用注意事项（表 2-5）

表 2-5　其他常见有毒化学品的毒性及使用注意事项

序号	药品名称	主要毒性	使用注意事项
1	甲醇（CH_3OH）	剧毒。直接接触或触挥发物都可刺激黏膜，产生头痛、失眠、恶心、神志不清、失去知觉、消化和视力受损，甚至死亡	戴上面部防护罩和安全护目镜，丁基和丁腈橡胶手套。远离火源
2	多聚甲醛	剧毒。易通过皮肤吸收，并对皮肤、眼睛、黏膜和上呼吸道均有严重破坏性。避免吸入尘埃	戴好合适的防护手套和安全护目镜，并在通风橱内操作
3	甲酸	剧毒。对黏膜组织、上呼吸道、眼睛、皮肤有极大的损伤。吸入、摄入、皮肤接触均可造成损伤	戴好合适的防护手套和安全护目镜，并在通风橱内操作
4	α-鹅膏蕈毒环肽	具有强毒性，可能致命	戴合适的防护手套和安全护目镜，并在通风橱内操作
5	苯酚	高毒类。可经呼吸道、皮肤和消化道吸收。中毒症状：头痛、头晕、恶心、虚脱、呼吸困难、失去知觉乃至死亡	建议佩戴自吸过滤式防尘口罩，戴化学安全护目镜，穿透气型防毒服，戴合适的防护手套。使用防爆型的通风系统和设备，密闭操作，提供充分的局部排风。尽可能采取隔离操作。远离火源、热源，避免光照、氧化剂、酸类、碱类等
6	β-巯基乙醇	经皮肤、吞咽吸收有致命危险；刺激眼睛、呼吸道黏膜，引起慢性咽炎，对呼吸道、皮肤有伤害	避免接触皮肤和眼睛，避免吸入蒸气或雾滴。密闭操作，局部排风。可能接触其蒸气时应该佩戴防毒口罩，紧急事态抢救或逃生时佩戴自给式呼吸器。戴安全护目镜，穿相应的防护服，戴合适的防护手套。远离火源、热源、禁烟、防止静电积聚
7	氟化钠	误服可引起急性中毒。重者休克、呼吸困难、发绀，可能于 2～4h 内死亡。部分患者出现荨麻疹，吞咽肌麻痹，手足抽搐或四肢肌肉痉挛。氟化钠粉尘和蒸气对皮肤有刺激作用，可以引起皮炎	空气中浓度超标时，应佩戴防毒口罩。紧急事态抢救或逃生时，建议佩戴自给式呼吸器。戴安全护目镜，穿相应的防护服。戴合适的防护手套，并在通风橱内操作
8	甲氨蝶呤	抑制细胞的分裂与增殖，对眼睛和皮肤有刺激作用，可致癌（易发生皮肤癌、鼻咽癌和宫颈癌）和致畸	穿戴适当的防护服和手套，戴安全护目镜或面罩，避免接触皮肤和眼睛。
9	硫酸镍	致癌，引起遗传损伤。吸入后对呼吸道有刺激性。大量口服引起恶心、呕吐和眩晕	远离火源、热源。密闭操作，加强通风。操作人员佩戴自吸过滤式防尘口罩，戴安全护目镜，穿防毒物渗透工作服，戴合适的防护手套。避免产生粉尘。避免与氧化剂接触
10	放线菌素 D	是一种致畸剂和致癌剂	实验时戴合适的防护手套，始终在通风橱内操作

续表

序号	药品名称	主要毒性	使用注意事项
11	二甲胂酸钠	吞咽或吸入可致中毒。怀疑会致癌	避免吸入粉尘/烟/气体/烟雾/蒸气/喷雾。使用时必须戴防护手套/防护眼罩/防护面具/穿防护服。只能在室外或通风良好处使用
12	二硫化碳	损害神经和血管的毒物。急性中毒时轻度中毒有头晕、头痛、眼及鼻黏膜刺激症状；中度中毒有酒醉症状	密闭操作，局部排风。建议操作人员佩戴自吸过滤式防毒面具（半面罩），戴化学安全防护眼镜，穿防静电工作服，戴橡胶耐油手套。远离火源、热源，禁烟。使用防爆型的通风系统和设备。避免与氧化剂、胺类、碱金属接触
13	乙醚	主要作用于中枢神经系统，引起全身麻醉。对呼吸道有轻微的刺激作用。乙醚经呼吸道吸入，由血液迅速进入脑和脂肪组织中	其蒸气与空气可形成爆炸性混合物，远离明火、高热和氧化剂，防止静电。使用时尽量避免直接接触，尤其气体的吸入，做好防护措施，最好戴防毒面具和手套
14	异丙醇	毒性和麻醉作用比乙醇大1倍，其蒸气对眼、呼吸黏膜有刺激作用，接触高浓度蒸气时出现头痛、嗜睡及眼、鼻、喉刺激症状。长期皮肤接触可致皮肤干燥、皲裂	高浓度时可戴安全防护眼镜、防护手套、穿工作服。工作现场禁止吸烟。浓度超标时，佩戴防毒口罩。本品易燃、易爆，遇火源引着回燃，远离明火、高热
15	苯	抑制中枢神经系统。高浓度蒸气对黏膜和皮肤有一定的刺激作用。液态苯直接吸入呼吸道，可引起肺气肿和出血	高度易燃性，甲类火灾危险品。防护需佩戴褐色色标的防毒面具和化学防溅镜、工作服、手套、工作鞋等
16	苯乙烯	高浓度时，立即引起眼及上呼吸道黏膜的刺激症状，严重者可眩晕、步态蹒跚。慢性影响有头痛、乏力、恶心、食欲减退、腹胀、忧郁、健忘、指颤、皮肤粗糙、皲裂和增厚等	本品易燃，遇到明火、高热能引起燃烧，与氧化剂能发生强烈反应。若遇高热，容器内压力增大，有开裂和爆炸的危险。高浓度时接触可戴化学安全防护眼镜、防毒面具、防化学品手套
17	硝基苯	急性暴露引起发绀、皮肤黏膜出现淤点、呼吸困难、呼吸衰竭、头痛、嗜睡、无力、头晕、昏迷、恶心、呕吐，呕吐物和尿有杏仁味，脾、肝增大	穿戴防护服及护目镜；配备淋浴设施；选用适当呼吸器；定期检查肝功能、肾功能、血液及总体健康状况。本品可燃、易爆。遇明火、高热或与氧化剂接触，有引起燃烧爆炸的危险。严禁烟火
18	异丁烷	接触蒸气会刺激眼睛；接触液体，引起皮肤冻伤；过量暴露会产生头晕、昏厥；极高浓度下会因缺氧而死	穿戴洁净完好的防冻服，以保护皮肤；戴安全护目镜和面罩（接触液体）或防气镜（接触气体），以保护眼睛；选用适当呼吸器。本品极易燃；遇明火、高热可引起爆炸。严禁烟火
19	盐酸	对局部黏膜有刺激和灼烧作用，并引起炎性水肿、充血和坏死。盐酸属强酸，可使蛋白质凝固，造成凝固性坏死。严重时可引起受损器官的穿孔、瘢痕形成、狭窄及畸形	如蒸气或烟雾浓度不明或超过暴露限值，应戴有黄色标滤毒罐的防毒面具、化学防溅眼镜、手套、穿工作服和工作鞋，在高浓度的环境下应穿防酸工作服，工作场所应备有5%碳酸氢钠溶液的安全淋浴设施和眼睛冲洗器具
			盐酸不燃烧。用喷水来冷却容器有助于防止爆炸、爆裂和减少蒸气
20	环己烷	对眼和上呼吸道有轻度刺激作用。持续吸入可引起头晕、恶心、嗜睡和其他一些麻醉症状。液体污染皮肤可引起痒感	密闭操作，全面通风。建议操作人员佩戴自吸过滤式防毒面具（半面罩），戴化学安全防护眼镜，穿防静电工作服，戴橡胶耐油手套。远离火种、热源，禁烟。使用防爆型的通风系统和设备。避免与氧化剂接触
21	吡啶	短期暴露后刺激鼻、咽喉，引起头晕、头痛等不适；皮肤接触引起Ⅱ度烧伤；蒸气和液体接触可灼伤眼睛；食入2~3ml引起食欲下降、恶心。长期暴露损伤肝、肾、中枢神经，导致死亡	穿防护服，戴安全护目镜，尽量避免皮肤、眼睛接触，选用适当呼吸器，定期进行肺功能检查。易燃、易爆，严禁烟火

续表

序号	药品名称	主要毒性	使用注意事项
22	哌啶	有毒，对眼睛和呼吸道有影响	建议佩戴自吸过滤式防毒面具（全面罩），穿胶布防毒衣，戴橡胶耐油手套。远离热源和火源
23	重铬酸钾	铬盐经呼吸道、消化道、皮肤进入体内，可引起鼻出血、声音嘶哑。对皮肤、黏膜有刺激和腐蚀作用，可引起过敏性哮喘和过敏性皮炎，接触到高浓度铬盐后，可造成出血、坏死	粉末可燃，粉末在空气中会爆炸。戴可过滤防尘和滤雾的呼吸器或送风呼吸器，定期检查皮肤、呼吸道，每年做 X 射线胸部透视等体格检查
24	硝酸	对皮肤、黏膜有强腐蚀作用。火灾危险性极大，氧化力强，可使许多有机物氧化而焦化	工作环境中硝酸气雾超过暴露限值时应佩戴绿色标滤毒罐的防毒面具和化学防溅眼镜，使用防酸手套、工作服和工作鞋，工作场所应有安全淋浴设施和眼睛冲洗器具
25	亚铁氰化钾	吸入本品粉尘对呼吸道有刺激性，高浓度吸入的毒性作用类似口服。大量口服可引起亚硝酸盐中毒，表现为多种不适甚至死亡。本品对眼及皮肤有刺激作用	穿戴清洁完好的防护用品（衣服、手套、鞋、帽）；接触粉尘时，戴护目镜和用具；选用适当的呼吸器；定期对血液中血红蛋白含量及肺功能进行检查。本品不燃，但助燃，可点燃其他易燃物
26	亚硝酸钠	毒作用为麻痹血管运动中枢及周围血管。急性中毒表现为全身无力、头痛头晕、呼吸困难等症状。严重者血压下降、昏迷、死亡。接触时手、足部皮肤可发生损害	穿相应的防护服、戴口罩、眼罩或采用安全面罩，必要时戴防护手套。本品助燃。与有机物、还原剂、易燃物等混合可形成爆炸性气体，急剧加热时可发生爆炸。远离热源
27	三氯乙烯	本品为蓄积性麻醉剂。短期暴露吸入后有头痛、恶心、咳嗽等症状，刺激皮肤和眼睛，导致烧伤、变红、流泪。食入后呕吐、腹痛，肝脏损害。长期暴露引起眩晕、紧张性虚脱，皮肤皲裂、干燥等	穿戴防护服、防护眼镜，选用适当呼吸器；定期进行肝功能检查。工作场所禁止吸烟、进食和饮水。本品可燃、可爆
28	四氯化碳	具有轻度麻醉作用，对肝、肾等实质器官可导致严重损害。接触浓度的高低和频度，可影响作用部位及毒性。高浓度时，首先是中枢神经系统受累，随后累及肝、肾	如蒸气浓度不明显或超过暴露限度时，应戴合适的呼吸器。如果需要，应使用手套、工作服和工作鞋。在直接工作场所应备有可用的淋浴设施和眼睛冲洗器具。本品不燃烧，高温下分解而成高度有毒和腐蚀性气体及蒸气，如氯、光气和氯化氢等
29	四氢呋喃	严重刺激眼睛，可能会导致损伤；严重刺激皮肤，会出现水泡；蒸气刺激眼、鼻、咽喉、肺，并致肺气肿	戴防护镜，穿防护服；选用适当呼吸器。易燃、易爆。其蒸气与空气混合形成爆炸性混合物，遇明火、高温极易爆炸，遇火源引着回燃
30	甲醛	短期过度暴露刺激和灼伤皮肤、眼睛和黏膜，导致流泪、恶心、呕吐、腹痛、腹泻，呼吸困难、咳嗽。皮肤接触本品后出现急性皮炎。本品可引起支气管哮喘	如蒸气中浓度超过暴露限值时，应戴有褐色色标滤毒罐的防护面具、戴防溅化学眼镜，使用手套、工作服和工作鞋，工作场所应有可用的冲洗器具。本品可燃，属乙类火灾危险物资，应禁明火及吸烟
31	磷酸	蒸气或雾对眼、鼻、喉有刺激性。液体可致皮肤或眼灼伤。慢性影响：鼻黏膜萎缩，鼻中隔穿孔。长期反复接触，可对皮肤产生刺激作用	可能接触其蒸气或烟雾时，必须佩戴防毒面具或供气式头盔、化学安全防护眼镜、穿工作服（防腐材料制作）、戴橡皮手套。紧急事态抢救或逃生时，建议佩带自给式呼吸器。本品助燃，具有腐蚀性。受热分解产生剧毒的氧化磷烟气
32	硫氰化钾	大剂量致急性中毒时，引起恶心、呕吐、腹泻等肠胃功能紊乱，血压波动、心律变慢。反复中毒可致肾功能损害。慢性作用可抑制甲状腺机能，可使妇女经期延长而量多	可能接触毒物时，应戴防毒面具，穿工作服，必要时戴橡皮手套。受高温分解，放出有毒氰化物和硫化氢烟气。本品不燃
33	过氧化氢	短期过度吸入、食入或暴露，可严重灼伤眼睛、皮肤等，出现胃胀甚至破裂、呕吐、内脏出现空洞；角膜溃疡等症状。长期暴露可致癌；密闭操作；配备应急淋浴设施及眼药水；定期检查肺功能	严禁烟火；操作液体时，应穿戴防护服、手套、足靴及眼镜；本品不燃，但易爆。若工作场所 H_2O_2 烟雾或蒸气过量，应佩戴全面罩防气面具及适当的滤毒器（或送风式呼吸器）

续表

序号	药品名称	主要毒性	使用注意事项
34	二甲苯	对皮肤、黏膜有刺激作用，高浓度有麻痹作用。具有致突变性、生殖毒性和致癌性	如蒸气浓度不明或超过允许暴露限值，应戴褐色标滤毒盒的防毒面具，戴化学防溅眼镜、手套、工作服、工作鞋。工作场所应备有安全淋浴设施和眼睛冲洗器具。易燃、有爆炸危险。属于甲类火灾危险物质
35	二氯甲烷	短期暴露会危害心脏病患者，吸入后，头晕、头痛、恶心、呕吐、尿血、损伤肝功能、皮疹；刺激眼睛，有疼痛、灼烧感；长期暴露，血液异常，出现幻觉，视、听觉下降，中毒有遗传性	戴护目镜，穿专用防护服；选用适当呼吸器；长期接触者定期做肺功能、肝功能、心脏功能检查。不易燃烧，蒸气与空气混合形成爆炸性气体，爆炸极限为6.2%～15%.
36	丙酮	急性中毒表现为对中枢神经系统的麻醉作用，出现乏力、恶心、头痛、头晕、容易激动。长期高浓度接触本品出现眩晕、灼烧感。皮肤长期反复接触可致皮炎	浓度超标时，佩戴防毒口罩、戴防护眼镜、戴防护手套、穿工作服。本品易燃、易爆，遇明火、高热极易发生爆炸，遇火源引着回燃
37	二氯乙烷	吸入少量引起头晕、恶心、呕吐，超过50mg/L，引起颤抖、头痛无力、痛性痉挛、肝和肾受损、肺水肿、昏迷甚至死亡；接触可刺激皮肤，还可引起眼睛红痛和视线模糊，蒸气可损伤角膜；食入几十克后即可引起恶心、呕吐、晕厥、呼吸困难、皮肤苍白、内出血、肾脏受损，死于呼吸衰竭	穿专用防护服，戴护目镜，如衣物被污染需迅速将其移出现场至安全处，以防止火灾。本品易燃易爆，并伴随毒气
38	甲苯	对皮肤、黏膜有刺激作用，对中枢神经系统有麻醉作用，长期作用可影响肝、肾功能。急性中毒有咳嗽、流泪、结膜充血等症状，重症者有幻觉、神志不清等，有的有癔症样发作。慢性中毒有神经衰弱综合征的表现，女工有月经异常，工人常发生皮肤干燥、皲裂、皮炎	空气中浓度超标时，佩戴防毒面具、戴防护手套，也可用皮肤防护膜。本品易燃，其蒸气与空气形成爆炸性混合物，遇明火、高热能引起燃烧爆炸，与氧化剂能发生强烈反应，遇火源引着回燃。若遇高热，容器内压力增大，有开裂和爆炸的危险。工作现场禁止吸烟
39	硫酸	对皮肤、黏膜等组织有刺激和腐蚀作用。对眼睛可引起结膜炎、水肿、角膜混浊，以致失明；可引起呼吸道刺激症状，重者发生呼吸困难和肺水肿；高浓度能引起声门水肿而死亡。口服后引起消化道烧伤以致形成溃疡。严重者能有胃穿孔、结膜炎、喉痉挛和声门水肿、肾损害、休克等。慢性影响有牙齿酸蚀症、慢性支气管炎、肺水肿和肝硬化	可能接触其蒸气或烟雾时，必须佩戴防毒面具或供气式头盔、化学安全防护眼镜，穿工作服（防腐材料制作）、戴橡胶皮手套。紧急事态抢救或逃生时，建议佩戴自给式呼吸器。本品助燃，与易燃物和有机物接触会发生剧烈反应，甚至引起爆炸。能与一些活性金属粉末发生反应，放出氢气。遇水大量放热，可发生沸溅。具有强腐蚀性
40	乙酸（高浓度）	易燃，具腐蚀性，强刺激性，吸入或皮肤吸收可致人体灼伤	实验时要戴防护手套和护目镜，尽可能在化学通风橱内操作
41	氯化铯	可因吸入、咽下或皮肤接触而危害健康	实验时戴防护手套和护目镜
42	聚乙二醇	吸入、摄入、皮肤接触可造成损伤。避免吸入粉末	实验时戴防护手套和护目镜
43	邻苯二甲酸二丁酯	吸入、摄入、皮肤接触可造成损伤。不要吸入气体	实验时戴防护手套和护目镜
44	硝酸银	强氧化剂，皮肤接触可造成损伤。与其他物质接触会发生爆炸	小心操作。戴好防护手套和护目镜，在通风橱内操作
45	乙腈	易挥发易燃，是一种刺激物和化学窒息剂	戴好防护手套，始终在化学通风橱中使用，远离热源和火源
46	腐胺	易燃，有腐蚀性	戴好防护手套和防毒口罩，远离热源和火源

续表

序号	药品名称	主要毒性	使用注意事项
47	肼	有毒，能爆炸。能强烈侵蚀皮肤，对眼、肝脏有损害作用	戴好防护手套，远离热源和火源。应与氧化剂、金属粉末、食用化学品分开存放，切忌混储。受高温作用会爆炸分解，具有强烈的吸水性，储存时用氮气保护并密封
48	放射性物质（同位素标记时）	放射性能损伤遗传物质，长期接触会引发睾丸萎缩症，或引发人体某些损害	要戴防护手套、护目镜，穿工作服，最好买试剂盒（如有商品化的）。在做有放射性物质的实验操作时应遵照 GB 11930-1989 中的规定进行个人防护

五、易制毒化学品的分类和品种目录（表 2-6）

表 2-6 易制毒化学品的分类和品种目录

类别	易制毒化学品名称
第一类	①1-苯基-2-丙酮；②3，4-亚甲基二氧苯基-2-丙酮；③胡椒醛；④黄樟素；⑤黄樟油；⑥异黄樟素；⑦ N-乙酰邻氨基苯酸；⑧邻氨基苯甲酸；⑨麦角酸*；⑩麦角胺*；⑪麦角新碱*；⑫麻黄碱、伪麻黄碱、消旋麻黄碱、去甲麻黄碱、甲基麻黄碱、麻黄浸膏、麻黄浸膏粉等麻黄碱类物质*
第二类	①苯乙酸；②乙酸酐；③三氯甲烷；④乙醚；⑤哌啶
第三类	①甲苯；②丙酮；③甲基乙基酮；④高锰酸钾；⑤硫酸；⑥盐酸

注：1. 第一类、第二类所列物质可能存在的盐类，也纳入管制。

2. 带有*标记的品种为第一类中的药品类易制毒化学品，第一类中的药品类易制毒化学品包括原料药及其单方制剂。

第五节 实验室化学安全及基本操作规程

基础医学实验离不开化学实验，常常潜藏着如爆炸、着火、灼伤、中毒、割伤、触电等事故的危险性。我们在实验过程中如果稍有疏忽，容易发生各种实验事故，所以化学实验安全对我们每一个医学生来说都是非常重要的，下面针对化学实验室常见的安全常识进行分类阐述。

一、化学实验室安全操作规程

1. 在每次化学实验前，应做好充分的准备预习工作。了解本次实验操作的过程和原理、弄清所涉及药品的相关性质、预估可能发生的意外情况，并注意防范并准备好应对措施。

2. 进入实验室前，应确认穿着实验服、长衣长裤、戴手套、长发扎起；禁止穿凉鞋、拖鞋进入实验室；需要佩戴防护眼镜。

3. 进入实验室后，立即开窗通风。按照需要打开煤气、水电阀门和烘箱；检查实验药品是否符合本次实验的要求；试剂瓶及标签是否有破损现象；试剂是否有变质现象（潮解或氧化等）发生。实验室中禁止饮食、嬉戏打闹，禁止大声喧哗。

4. 移动、开启大瓶液体药品时，不能将瓶直接放在水泥地板上，最好用橡皮布或草垫垫好；若为石膏包封的可用水泡软后开启；严禁用锤砸、打，以防破裂。

5. 打开易挥发的试剂瓶塞时，不可把瓶口对准自己脸部或他人，不可用鼻子对准试剂瓶口。

6. 稀释硫酸时，必须在耐热容器内进行，并且在不断搅拌下，慢慢将硫酸加入水中。绝对不能将水加注到浓硫酸中，防止酸液溅射伤人。在溶解氢氧化钠、氢氧化钾等发热物质时，也必须在耐热容器中进行。

7. 实验需要加热的过程中，按照反应需要的条件、反应物的稳定性等选择合适的加热方法。若反应容器敞口，则切忌将敞口朝向人的方向，或向容器中俯视，以免反应剧烈时液滴飞溅造成伤害。

8. 涉及火焰的实验操作中，应当注意远离可燃物（如氢气、乙醚等）。用于引燃的火柴应当立即熄灭，不得随意丢弃。酒精灯中的酒精不得超过容量的 2/3；灯内酒精不足 1/4 时，应灭火后添加酒精。在酒精灯快烧尽、灯火还没熄灭时，千万不能注入燃料。酒精灯熄灭时，要用灯帽来罩，不要用口来吹，防止发生意外。不要用另一个酒精灯来点燃，以免酒精溢出，引起燃烧。

9. 需要加热至沸腾的反应体系，应根据需要适当加入沸石，以防爆沸。使用油浴加热时，务必保证容器外壁干燥，且谨慎小心，避免水滴入油浴锅中，以免加热时爆沸导致液滴飞溅。取下正在沸腾的溶液时，应用瓶夹先轻摇动以后取下，以免溶液溅出伤人。

10. 实验中使用的浓酸碱或其他强腐蚀性物质时，需佩戴橡胶手套。若不慎将其洒落到皮肤上，要立即用大量水冲洗，并涂上相应的应急药品，严重情况下应立刻送往当地医院救治。

11. 使用浓硝酸、盐酸、硫酸、高氯酸、氨水时，以及其他有毒药品和有恶臭气体做实验，应注意做好相应的保护措施，实验需要在通风橱或在通风情况下操作。

12. 盛装强腐蚀性、可燃性、有毒或易爆物品的器皿，应由操作者亲手洗净。空试剂瓶扔进垃圾桶前要破碎，以免发生意外事故。

13. 使用玻璃仪器时，要按照要求轻拿轻放，避免被碎玻璃划伤，或手直接触碰高温玻璃被烫伤。

14. 实验剩余药品既不能放回原瓶，也不能随意丢弃，更不能拿出实验室，而应放回实验室指定的回收瓶内。

15. 实验产生的废渣及废液也不能直接倒入水槽或垃圾桶，应当分类倒入不同回收瓶进行回收处理。

16. 如意外失火，火势较小则立即使用实验室内准备的防火布、沙子或合适的灭火器进行灭火；若火势较大，应立刻逃生，并拨打火警电话，视情况适当采取应急措施。

17. 严禁用湿手去开启电闸和电器开关，凡漏电仪器不要使用，以免触电。

18. 实验结束后，关闭煤气、水电总阀，关闭烘箱和通风橱，整理桌面和药品台，关好门窗和水龙头，彻底冲洗双手后方能离开实验室。

二、化学实验室安全设置标准

1. 实验室配备至少两个门，门外通道畅通。实验室内实验台之间有足够的距离，保证实验人员过往通畅。安全出口标示应醒目可见，保证意外发生时实验人员能够及时逃往安全出口。

2. 实验室内采光良好，门窗向外开。实验室地面与实验台保持清洁、实验仪器存放整齐、分类明确。

3. 定期检查煤气、水电的阀门、管道（或电线）的完整程度，若发现破损需及时处理。

4. 药品存放处干净整齐，有毒或易燃易爆的物质应单独存放并设置明显标志，需要保持干燥的药品则放置在干燥器中保存。如条件允许应当配备专用的药品储藏室。药品储藏室用于存放少量近期要用的化学药品，且要符合危险品存放安全要求，具有防明火、防潮湿、防高温、防日光直射、防雷电的功能。药品储藏室房间应朝北、干燥、通风良好、遮阳隔热、门窗坚固、设遮阳板；门应朝外开。

5. 易燃液体储藏室室温一般不许超过 28℃，爆炸品不许超过 30℃。少量危险品可用铁板柜或水泥柜分类隔离储存。室内设排气降温风扇，采用防爆型照明灯具，备有消防器材。

6. 特殊药品（如砒霜、丙酮酸等）配备保险柜并由专人管理负责，如有需要应当在当地的公安局备案。

7. 实验室应配备基本的通风橱、烘箱等，并配备专供存放安全工具的柜橱。常用的安全工具包括护目镜、实验服、橡胶手套、纱手套、一次性塑料手套、洗手液、消防沙、灭火器等。

8. 配置应急医药箱，药箱中存有常用药品如医用酒精、纱布、医用胶带、创可贴、烫伤膏、呼吸器等，并时常检查医务用品是否过期或用完，及时予以更换补充。

9. 实验室配置喷淋装置与洗眼器。

10. 实验室垃圾分类明确，应配置普通垃圾桶、专门放置碎玻璃等锐器的垃圾桶、废液废料回收瓶（桶）和医疗垃圾桶。

11. 实验室设置专用的排水管道，实验污水经过处理后方可排入下水管道，废液废料集中回收处理。

12. 实验室安装消防警报系统，并定期维护。实验室内应配备忘录和登记薄等，登记有火警、急救车及实验室安全负责人员的联系方式，并定期组织实验室消防演练。

13. 实验室使用结束时，保证门窗关闭并上锁，实验仪器与药品妥善保存。

三、实验室危险化学品的存放要求

1. 易挥发药品 多属一级易燃物、有毒液体。远离热源、火源，于避光阴凉处保存，通风良好，盛放容器不能装满；尽可能保存在防爆冰箱内或有通风系统的药品柜中。

2. 腐蚀性液体 腐蚀品应放在防腐蚀试剂柜的下层；或下垫防腐蚀托盘，置于普通试剂柜的下层。

3. 可产生有毒气体或烟雾的药品 需存放在通风橱中。

4. 剧毒化学品 需存放在单位（或实验室）的剧毒化学品库中，实行"双人保管、双人记账、双人使用、双人双锁、双人收发"的五双制度。

5. 致癌药品 要有致癌药品的明显标志，上锁，并做好相关使用记录。

6. 特别保存的物品 金属钠、钾等碱金属，储于煤油中；黄磷，储于水中。上述两种药物，很易混淆，要隔离储存。苦味酸，湿保存，要时常检查是否放干了。镁、铝（粉末或条片）避潮保存，以免积聚易燃易爆氢气。吸潮物、易水解物，储于干燥处，封口应严密。易氧化、易分解物，存于阴凉暗处，用棕色瓶或瓶外包黑纸盛装。但双氧水不要用棕色瓶（有铁质促使分解）装，最好用塑胶瓶装，外包黑纸。

7. 必须隔离存放的药品

（1）氧化剂与还原剂及有机物等不能混放。

（2）强酸尤其是硫酸忌与强氧化剂的盐类（如高锰酸钾、氯酸钾等）混放；与酸类反应发生有害气体的盐类（如氰化钾、硫化钠、亚硝酸钠、氯化钠、亚硫酸钠等）不能与酸混放。

（3）易水解的药品（如乙酸酐、乙酰氯、二氯亚砜等）忌与水、酸及碱接触。

（4）卤素（如氟、氯、溴、碘）忌与氨、酸及有机物混放；许多有机物忌与氧化剂、硫酸、硝酸及卤素混放；引发剂忌与单体混放、忌潮湿保存。

（5）易燃易爆品、氧化剂宜于20℃以下隔离存放，最好保存在防爆试剂柜、防爆冰箱。

四、化学药品中毒和化学伤害事故的预防与急救（详见本章第四节）

化学药品的危险性除了易燃易爆外，还在于它们具有腐蚀性、刺激性、对人体的毒性，特别是致癌致畸性。使用不慎会造成中毒或化学灼伤事故。实验室中常用的有机化合物，绝大多数对人体都有不同程度的毒害性。

（一）化学中毒主要途径

1. 由呼吸道吸入有毒物质的蒸气。

2. 有毒药品通过皮肤吸收进入人体。

3. 误食被有毒物质污染的食物或饮料，误食有毒药品。

4. 化学灼伤是指皮肤直接接触强腐蚀性物质、强氧化剂、强还原剂，如浓酸、浓碱、氢氟酸、钠、溴等引起的局部外伤。

（二）预防措施

1. 注意保护好眼睛。在进行化学实验操作时应该一直佩戴护目镜（平光玻璃或有机玻璃眼镜），防止眼睛受刺激性气体熏染，防止任何化学药品特别是强酸、强碱、玻璃屑等异物进入眼内。

2. 禁止用手直接取用任何化学药品，使用毒品时除用药匙、量器外必须佩戴橡皮手套，实验结束后马上清洗仪器用具和用肥皂洗手。

3. 尽量避免吸入任何药品和溶剂蒸气。处理具有刺激性的、恶臭的和有毒的化学药品时，如 H_2S、NO_2、Cl_2、Br_2、CO、SO_2、SO_3、HCl、HF、浓硝酸、发烟硫酸、浓盐酸、乙酰氯等，必须在通风橱中进行。通风橱开启后，不要把头伸入橱内，并保持实验室通风良好。

4. 严禁在酸性介质中使用氰化物。

5. 禁止用口吮吸吸管移取浓酸、浓碱及有毒液体，应该使用洗耳球吸取。禁止冒险品尝药品试剂，不得用鼻子直接嗅气体，必要时用手向鼻孔扇入少量气体以辨别气味。

6. 不要用乙醇等有机溶剂擦洗溅在皮肤上的药品，这种做法反而增加皮肤对药品的吸收速度。

7. 实验室里禁止吸烟和进食，进入实验室需穿实验服和前端封闭的鞋，禁止裸露上身和穿拖鞋。

（三）中毒和化学伤害的急救措施

中毒和化学伤害事故可分为以下八类，各类急救措施详见本章第四节。

1. **中毒伤害** ①固体或液体毒物中毒；②吸入气体或蒸气中毒者。
2. **眼睛伤害** ①灼伤；②掉进异物。
3. **窒息** 各种缺氧综合征。
4. **皮肤灼伤** ①酸灼伤；②碱灼伤；③溴灼伤。
5. **化学冻伤**
6. **烧伤**
7. **爆炸**
8. **其他外伤** ①烫伤；②割伤。

第六节　实验室危险化学废弃物的处理

化学废弃物是指在化学实验中产生的，在一定时间和空间范围内基本或者完全失去使用价值，无法回收和利用的排放物。化学废弃物按物理形态可分为废气、废液和废渣三种，简称"三废"。如果"三废"不经过处理直接排放和倾倒容易对环境造成污染，更严重的是会危害人体健康。"三废"处置问题是每一个实验室都必须重视的问题。

一、化学废弃物的分类和成分

（一）按物理形态分类

1. 废气 又称气态废弃物（gas waste），主要指试剂和样品的挥发物、使用仪器分析样品时产生的废气、实验过程中产生的有毒有害气体、泄漏和排空的标准气和载气等。例如：酸雾、甲醛、苯系物、汞蒸气、光气等。

2. 废液 又称液态废弃物（liquid waste），主要指多余的样品、实验后的余液、标准曲线及样品分析残液、失效的储存液和洗液、实验容器洗涤液等。分为无机废液和有机废液，无机废液含重金属（如铁、钴、铜、镉、铅、锡、镍、锌、银）、氰（游离氰、氰化物或络合氰化物）、氟（氟酸或氟化物）、酸或碱等；有机废液包括油脂类（如灯油、轻油、松节油、油漆、杂酚油、润滑油、动植物油脂等）、含卤素的有机溶剂（如三氯甲烷、氯甲烷、二氯甲烷、四氯碳、甲基碘等脂肪族卤素化合物，或氯苯、苯甲氯、多氯联苯等芳香族卤素化合物）、不含卤素的有机溶剂（如酚类、醚类、硝基苯类、苯胺类、有机磷化合物、石油类等）。

3. 废渣 又称固态废弃物（solid waste），主要指多余样品、合成与分析产物、过期或失效的化学试剂、消耗或破损的实验用品（如玻璃器皿、纱布）等。

（二）按危害性分类

根据《国家危险废物名录》（环境保护部令第39号），化学废弃物按危害性可分为危险性废弃物和非危险性废弃物。

1. 危险性废弃物 是指具有易燃性、腐蚀性、毒性、反应性等一种或几种危险特性的化学废弃物，也包括排除具有危险特性，但可能对环境或者人体健康造成有害影响，需要按照危险废物进行管理的化学废弃物。

（1）易燃性废弃物：包括燃点低于60℃，靠摩擦或吸湿和自发的变化而具有着火倾向的固体废弃物；着火时燃烧剧烈而持续，以及在管理期间会引起燃烧危险的废弃物。

（2）腐蚀性废弃物：包括对生物接触部位的细胞组织产生损害，或对装载容器产生明显腐蚀作用的废弃物；含水废弃物，或本身不含水但加入定量水后其浸出液的 pH≥12.5 或≤2 的废弃物；最低温度为 55℃ 以下时，对钢制品每年的腐蚀深度大于 0.64cm 的废弃物。

（3）毒性废弃物：包括含汞、铅、镉、铬、铜、锌、砷、氰的化合物，石棉，有机氯溶剂等。

（4）反应性废弃物：包括强酸、强碱、强氧化剂、强还原剂等。

2. 非危险性废弃物　经国家标准鉴别不具有危险特性的废弃物，如普通生活垃圾、医疗废物等。

二、化学废弃物的危害性

1. 对人体的危害　化学废弃物对人体的危害主要有过敏、引起刺激、缺氧、昏迷和麻醉、中毒、致癌、致畸、致突变、尘肺等。某些化学废弃物与皮肤直接接触可导致皮肤保护层脱落，引起皮肤干燥、粗糙、疼痛，甚至引起皮炎；与眼部接触可导致轻微伤害、暂时性的不适，甚至永久性的伤残等。例如：人体慢性吸入苯，可引起头痛、头晕、乏力、苍白、视力减退和平衡失调；液体苯与皮肤接触，可溶解皮肤的皮脂，使皮肤干燥；高浓度苯蒸气对眼睛具有轻度刺激，并产生水泡。有些化学废弃物，如重金属元素，进入人体后在相当长一段时间内可能不表现出受害症状，但潜在的危害性极大。例如：20 世纪 50 年代，日本某化工厂将含有甲基汞的废水排入海中，使海中生物受到污染，当地居民长期食用含高浓度有机汞的鱼类，造成汞中毒，出现运动失调、四肢麻木、疼痛、畸胎等，约 1246 人死亡。

2. 对环境的危害　化学废弃物不仅直接污染环境，而且有些化学废弃物在环境中经化学或生物转化形成二次污染，危害更大。若废弃物被排放进入大气，可造成空气污染，影响人类健康、工农业、天气和气候等，例如：大量硫氧化物或氮氧化物被排放进入大气，会形成酸雨，直接影响动植物的正常生长，严重时甚至使森林衰亡、鱼类绝迹；若废弃物被排放进入水体，可造成水质污染，水中生物生存受到威胁，例如：当水中氰化物浓度达到 0.5mg/L 时，鱼类 2h 内死亡 20%，24h 内全部死亡；若废弃物被排放进入土壤，可造成土壤成分和结构改变，土中微生物活动受到影响，土中生长的植物受到污染，甚至无法耕种，例如：德国曾发生某冶金厂附近的土壤被有色冶炼渣污染，土中生长的植物体内含锌量为一般植物的 20～80 倍，含铅量为 80～260 倍，含铜量为 30～50 倍。

三、固体危险化学废弃物处理方法

1. 定义　实验室化学固体废弃物是指在实验室所产生的各类危险化学固态废物，包括：①固态、半固态的化学品和化学废物；②原瓶存放的粉状化学品；③化学品的包装材料；④废弃玻璃器皿；⑤从废水、废气中分离出来的固体颗粒，以下简称为固废。一般处理是通过物理的手段（如粉碎、压缩、干燥、蒸发等）或生物化学作用（如氧化、消化分解、吸收等）和热解气化等化学作用以缩小其体积、加速其自然净化的过程。不管采用何种处理方法，最终仍有一定量的固体废弃物残存，对这部分废弃物仍需要妥善地加以处置。在处理废弃物时，应避免产生二次污染，对有毒有害的废弃物处理应确保不致产生危害。

2. 分类收集

（1）瓶装化学品和空瓶：确保瓶体上标签完好，原标签破损的需补上标签，瓶盖旋紧后竖直整齐放入指定的回收箱；瓶装化学品、空瓶需分别装箱收集；一般化学品、高毒化学品、剧毒化学品需分别装箱收集。

（2）其他化学品和化学固废：用塑料袋分装并扎好袋口，在塑料袋上贴上标签并写上固废名称和成分，袋口朝上放入指定的回收箱或编织袋内。

（3）玻璃器皿：放入指定的回收箱内。

（4）以上三类不能混放。

3. 处理方法　按照各单位统一要求和废弃物处置公司的要求进行固废的转运、记录和交接。剧毒、易燃、强腐蚀性或有其他特殊问题的化学固废必须贴上相应的标志，且单独存放；对来源和组成不明的废弃化学品也应贴上标志后单独存放，再由专业公司统一回收处理。

四、液体危险化学废弃物处理方法

废液应根据其化学特性选择合适的容器和存放地点，置于密闭容器存放，不可混合储存。容器标签必须标明废物种类、储存时间，并定期处理。高浓度废液应集中储存，以便回收；低浓度的经处理后排放，应根据废液性质确定储存容器和储存条件，不同废液一般不允许混合，避光、远离热源，以免发生不良化学反应。一般废液可通过酸碱中和、混凝沉淀、次氯酸钠氧化处理后排放，有机溶剂废液应根据性质进行回收，在对实验没有妨碍的情况下尽可能反复使用。可溶于水的物质，容易成为水溶液流失，回收时要加以注意。但是对甲醇、乙醇及乙酸之类的溶剂，能被细菌作用，易于分解，故对这类溶剂的稀溶液经用大量水稀释后，即可排放。含重金属的废液，将其有机物质分解后，做无机类废液进行处理。具体处理方法分述如下：

1. 含汞废液的处理

（1）排放标准：废液中汞的最高容许排放浓度为 0.05mg/L（以 Hg 计）。

（2）处理方法

1）硫化物共沉淀法：先将含汞盐的废液 pH 调至 8～10，然后加入过量的 Na_2S，使其生成 HgS 沉淀。再加入 $FeSO_4$（共沉淀剂），与过量的硫生成 FeS 沉淀，将悬浮在水中难以沉淀的 HgS 微粒吸附共沉淀，然后静置、分离，再经离心、过滤，滤液的含汞量可降至 0.05mg/L 以下。

2）还原法：用铜屑、铁屑、锌粒、硼氢化钠等作还原剂，可以直接回收金属汞。

2. 含镉废液的处理

（1）氢氧化物沉淀法：在含镉的废液中加入石灰，调节 pH 至 10.5 以上，充分搅拌后放置，使镉离子变为难溶的 Cd（OH）$_2$ 沉淀，分离沉淀，用双硫腙分光光度法检测滤液中的 Cd^{2+} 后（降至 0.1mg/L 以下），将滤液中和至 pH 约为 7，然后排放。

（2）离子交换法：Cd^{2+} 比水中其他离子与阳离子交换时具有更强的结合力，可优先交换。

3. 含铅废液的处理　在废液中加入消石灰，调节至 pH＞11，使废液中的铅生成 Pb（OH）$_2$ 沉淀，然后加入 Al_2（SO_4）$_3$（凝聚剂），将 pH 降至 7～8，则 Pb（OH）$_2$ 与 Al_2（SO_4）$_3$ 共沉淀，分离沉淀，达标后，排放废液。

4. 含砷废液的处理 在含砷废液中加入 FeCl₃，使 Fe/As 达到 50，然后用消石灰将废液的 pH 控制在 8～10。利用新生氢氧化物和砷的化合物共沉淀的吸附作用，除去废液中的砷。放置一夜，分离沉淀，达标后，排放废液。

5. 含酚废液的处理 酚属剧毒类细胞原浆毒物。处理方法：低浓度的含酚废液可加入次氯酸钠或漂白粉热煮片刻，使酚分解为二氧化碳和水。如果是高浓度的含酚废液，可通过乙酸丁酯萃取，再加少量的氢氧化钠溶液反萃取，经调节 pH 后进行蒸馏回收，提纯后使用，处理后的废液排放。

6. 含氰废液的处理 低浓度废液可加入氢氧化钠调节 pH 为 10 以上，再加入高锰酸钾粉末（3%），使氰化物分解。若是高浓度的，可使用碱性氯化法处理，先用碱调至 pH 为 10 以上，加入次氯酸钠或漂白粉，经充分搅拌，氰化物分解为二氧化碳和氮气，放置 24h 排放。含氰化物废液也不得乱倒或与酸混合，易生成挥发性、有剧毒的氰化氢气体。

7. 混合废液 互不作用的废液可用铁粉处理。调节废液 pH 3～4，加入铁粉，搅拌 30min，用碱调节 pH 至 9 左右，搅拌 10min，加入高分子混凝剂沉淀，清液可排放，沉淀物作为废渣处理。废酸碱可中和处理。

8. 三氯甲烷的回收 将三氯甲烷废液依次用水、浓硫酸（三氯甲烷量的 1/10）、纯水、盐酸羟胺溶液（0.5% AR）洗涤。用重蒸馏水洗涤 2 次，将洗好的三氯甲烷用无水氯化钙脱水，放置几天，过滤，蒸馏。蒸馏速度为每秒 1～2 滴，收集沸程为 60～62℃ 的馏出液（标况下），保存于棕色试剂瓶中（不可用橡胶塞）。

9. 综合废液处理 用酸、碱调节废液 pH 调至 3～4、加入铁粉，搅拌 30min，然后用碱调节 pH 至 9 左右，继续搅拌 10min，加入硫酸铝或碱式氯化铝混凝剂，进行混凝沉淀，上清液可直接排放，沉淀采用废渣方式处理。

处理放射性废弃物时必须穿戴防护衣和防护面罩（图 2-2）。

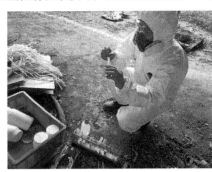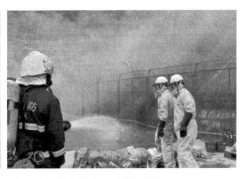

图 2-2 处理放射性废弃物时必须穿戴防护衣和防护面罩

五、气体危险化学废弃物处理方法

气体废弃物一般包括一氧化碳、氨气、氯气等，处理方法大体分为燃烧法、吸附法和吸收法三种。其中燃烧法是指通过燃烧将有毒气体转换成无毒气体然后再进行排放；吸附法是用水、稀盐酸等物质对气体进行吸收，把污染降到最低；吸附法是指用活性炭、硅胶等物质进行吸收。

1. 燃烧法 点燃有毒气体使其变成无毒无害的气体排放，如把有毒的一氧化碳点燃，使其燃烧生成无害的二氧化碳再排放。有些气体虽然无毒但直接排放可能会造成爆炸的危险，如氢气，可以使氢气燃烧生成无害的水蒸气再排放。

2. 吸收法　某些毒气可用水或稀硫酸吸收，使得毒气在实验中对人体和环境的污染降到最低，如氨气。在氯气的制取和实验中，也可采用吸收法进行处理。氯气对人体危害较大，气味让人难以忍受，实验中产生多余的氯气可以用浓的氢氧化钠溶液吸收。与氯气相类似，氯化氢气体、硫化氢气体也可用浓碱溶液吸收处理。

3. 吸附法　在实验室中放置一些活性炭、活性矾土、硅胶等吸附剂，或者养一些绿色植物，可以吸附一些有害气体，如一氧化氮、二氧化硫、氯化氢等。

六、生物类废弃物处理方法

生物类废物应根据其病原特性、物理特性选择合适的容器和地点，专人分类收集进行消毒、烧毁处理，日产日清。

液体废物一般可加漂白粉进行氯化消毒处理。固体可燃性废物应分类收集、处理，一律及时焚烧。固体非可燃性废物分类收集，可加漂白粉进行氯化消毒处理，满足消毒条件后，再做最终处置。对实验中接触了病原标本的用品可进行如下处理：

1. 一次性使用的制品如手套、帽子、工作服、口罩等使用后放入医疗垃圾袋内集中烧毁。

2. 可重复利用的玻璃器材如玻片、吸管、玻瓶等可用 1000～3000mg/L 有效氯溶液浸泡 2～6h，清洗后可重新使用，或者废弃。

3. 盛标本的玻璃、塑料、搪瓷容器可煮沸 15min，或者用 1000mg/L 有效漂白粉澄清液浸泡 2～6h，消毒后用洗涤剂及流水刷洗、沥干；用于微生物培养的容器，可经高压蒸汽灭菌后使用。

4. 微生物检验接种培养过的琼脂平板应高温高压灭菌 30min，趁热将琼脂倒弃处理。

5. 尿、唾液、血液等生物样品，加漂白粉搅拌后作用 2～4h，倒入化粪池或厕所，或者进行焚烧处理。

七、放射性废弃物处理方法

一般实验室的放射性废弃物为中低水平放射性废弃物，将实验过程中产生的放射性废弃物收集在专门的污物桶内，桶的外部标明醒目的标志，根据放射性同位素的半衰期长短，分别采用储存一定时间使其衰变、化学沉淀浓缩或焚烧后掩埋等方法进行处理。

1. 放射性同位素半衰期较短（如碘-131、磷-32 等）的废弃物，用专门的容器密闭后，放置于专门的储存室，放置 10 个半衰期后排放或者焚烧处理。

2. 放射性同位素半衰期较长（如铁-59、钴-60 等）的废弃物，液体可用蒸发、离子交换、混凝剂共沉淀等方法浓缩，装入容器再由专业处理部门集中埋于放射性废物坑内。

八、按不同途径对废弃物进行处理的常用方法

1. 焚烧法

（1）将可燃性物质的废液，置于燃烧炉中燃烧。如果数量很少，可把它装入铁制或瓷制容器，选择室外安全的地方把它燃烧。必须监视至烧完为止。

（2）对难于燃烧的物质，可把它与可燃性物质混合燃烧，或者把它喷入配备助燃器的焚烧炉中燃烧。对多氯联苯之类难于燃烧的物质，焚烧后往往会排出一部分还未燃烧的物质，需加以注意。对含水的高浓度有机类废液，亦可进行焚烧处理。

（3）对由于燃烧而产生 NO_2、SO_2 或 HCl 之类有害气体的废液，必须用配备洗涤器的焚烧炉进行燃烧。洗涤器内必须盛装碱液，以便除去其中的有害气体。

（4）对固体物质亦可将其溶解于可燃性溶剂中然后使之燃烧。

2. 溶剂萃取法 对含水的低浓度废液，用与水不相溶的正己烷类挥发性溶剂进行萃取，分离出溶剂层后焚烧。

3. 吸附法 用活性炭、硅藻土、矾土、层片状织物、聚丙烯、聚酯片、氨基甲酸乙酯泡沫塑料、稻草屑及锯末之类能良好吸附溶剂的物质，使其充分吸附后与吸附剂一起焚烧。

4. 沉淀法 加入合适的沉淀剂，并控制温度、pH 等条件，使有害成分生成溶解度很小的沉淀物或聚合物除去。

5. 蒸馏法 利用废液中各组分的沸点不同，采用蒸馏或分馏的方法除去有害成分。

6. 中和法 通过酸碱中和反应，调 pH 至中性，除去酸或碱的有害成分。

7. 氧化分解法 在含水的低浓度有机类废液中，对其易氧化分解的成分，用 H_2O_2、$KMnO_4$、$NaOCl$、$H_2SO_4+HNO_3$、HNO_3+HClO_4、$H_2SO_4+HClO_4$ 及废铬酸混合液等物质，将其氧化分解，然后按无机类实验废液的处理方法加以处理。

8. 水解法 对有机酸或无机酸的酯类，以及一部分与有机磷化合物等容易发生水解的物质，可加入氢氧化钠或氢氧化钙，在室温或加热下进行水解。若水解产物无害，可中和、稀释后排放；若水解产物有害，可用吸附等适当的方法加以处理后再排放。

9. 还原法 对重金属，可加入合适的还原剂，如铁屑、铜屑、硫酸亚铁、亚硫酸氢钠和硼氢化钠等，使之转化成易分离除去的物质。

10. 生物化学处理法 废水生物化学处理法简称"废水生化法"，是利用微生物的代谢作用，使废水中呈溶解和胶体状态的有机污染物转化为无害物质，以实现净化的方法。可分为需氧生物处理法和厌氧生物处理法：

（1）废水需氧生物处理法：是利用需氧微生物（主要是需氧细菌）分解废水中的有机污染物，使废水无害化的处理方法。其机理是，当废水同微生物接触后，水中的可溶性有机物透过细菌的细胞壁和细胞膜而被吸收进入菌体内；胶体和悬浮性有机物则被吸附在菌体表面，由细菌的外酶分解为溶解性的物质后，也进入菌体内。这些有机物在菌体内通过分解代谢过程被氧化降解，处理的最终产物是二氧化碳、水、氨、硫酸盐和磷酸盐等稳定的无机物。处理时，要供给微生物以充足的氧和各种必要的营养源如碳、氮、磷以及钾、镁、钙、硫、钠等元素；同时应控制微生物的生存条件，如 pH 宜为 6.5～9，水温宜为 10～35℃等。主要方法有活性污染法、生物膜法、氧化塘法等。

（2）废水厌氧生物处理法：又称"厌氧消化"，是利用厌氧微生物以降解废水中的有机污染物，使废水净化的方法。其机理是：在厌氧细菌的作用下将污泥中的有机物分解，最后产生甲烷和二氧化碳等气体。厌氧消化过程可分三个阶段，影响因素有温度、pH、养料、有机毒物、厌氧环境等。厌氧生物处理的优点：处理过程消耗的能量少，有机物的去除率高，沉淀的污泥少且易脱水，可杀死病原菌，不需投加氮、磷等营养物质。但是，厌氧菌繁殖较慢，对毒物敏感，对环境条件要求严格，最终产物仍需经需氧生物处理。常应用于高浓度有机废水的处理。

九、实验室三废处置管理条例

1. 实验室三废是指实验过程产生的废气、废水、废物（包括实验用剧毒物品残留物、放射性废弃物）。

2. 实验室需配备专门临时存放废液、废渣的容器具，实验结束后，对达不到允许排放浓度的废液和废渣，各实验室应统一收集并遵照本规定统一处理。

3. 实验室指定专人负责收集、存放、监督、检查有毒有害废液、废物的管理工作，专职人员要牢固树立环保意识，重视执行环保管理制度，对进入实验室的工作人员和学生必须进行相关方面的安全教育，使其熟知废弃物处理原则和规定。

4. 严格控制污染源，实验过程产生的废气、废液、废渣及其他废弃物，提倡综合利用。无法利用的废弃物严禁乱倒乱扔。所在实验室无法解决的应尽快上报上级主管部门并提出具体意见。

5. 实验中产生的有毒有害气体要达到国家允许的排放标准后，再利用通风设施排入大气。有异味的集体实验项目室内要安装排风设施，保持室内空气流通。

6. 实验中产生的有害废液和废渣，严禁倒入水池或下水道。对废酸、废碱需中和后再进行排放；对于有机废液或有害残渣，实验室回收、保存，实验室与上级主管部门不定期收集，并报有关部门统一处理。

7. 过期失效、报废的试剂药品不得随意丢失，应退回仓库统一处理。

8. 对违反规定，随意抛弃废物、倾倒废液的使用部门和个人给予批评教育，造成严重后果的给予处分、罚款并通报批评，如违法将依法追究法律责任。

第七节 危险化学品泄漏事故的处理

大多数化学品具有有毒、有害、易燃、易爆等特点，在生产、储存、运输和使用过程中因意外或人为破坏等发生泄漏、火灾爆炸，极易造成人员伤害和环境污染事故。制订完备的应急预案，了解化学品基本知识，掌握化学品事故现场应急处置程序，可有效降低事故造成的损失和影响。本节主要介绍危险化学品发生泄漏、火灾爆炸、中毒等事故时现场应急抢险和救援方法。

一、隔离与疏散

1. 建立警戒区域 事故发生后，应根据化学品泄漏扩散的情况或火焰热辐射所涉及的范围建立警戒区，并在通往事故现场的主要干道上实行交通管制。建立警戒区域时应注意以下几项：

（1）警戒区域的边界应设警示标志，并有专人警戒。

（2）除消防、应急处理人员及必须坚守岗位的人员外，其他人员禁止进入警戒区。

（3）泄漏、溢出的化学品为易燃品时，区域内应严禁火种。

2. 紧急疏散 迅速将警戒区及污染区内与事故应急处理无关的人员撤离，以减少不必要的人员伤亡。

紧急疏散时应注意：

（1）如事故物质有毒，需要佩戴个体防护用品或采用简易有效的防护措施，并有相应的监护措施。

（2）应向上风方向转移，明确专人引导和护送疏散人员到安全区，并在疏散或撤离的路线上设立哨位，指明方向。

（3）不要在低洼处滞留。

（4）要查清是否有人留在污染区与着火区。

注意：为使疏散工作顺利进行，每个实验室应至少有两个畅通无阻的紧急出口，并有明显标志。

二、个 人 防 护

参加泄漏处理人员应对泄漏品的化学性质和反应特征有充分的了解，要于高处和上风处进行处理，严禁单独行动，要有随同人员。必要时要用水枪（雾状水）作掩护。要根据泄漏品的性质和毒物接触形式，选择适当的个人防护用品，防止事故处理过程中发生继发性的伤亡和中毒事故。个人防护包括以下四个方面：

1. 呼吸系统防护 为了防止有毒有害物质通过呼吸系统侵入人体，应根据不同场合选择不同的防护器具。对于泄漏化学品毒性大、浓度较高，且缺氧的情况下，必须采用氧气呼吸器、空气呼吸器、送风式长管面具等防护器具。对于泄漏中氧气浓度不低于18%，毒物浓度在一定范围内的场合，可选用不同规格的防毒面具（毒物浓度在2%以下的需用隔离式防毒面具，浓度在1%以下需用直接式防毒面具，浓度在0.1%以下可用普通防毒口罩）；在粉尘环境中可选用防尘口罩。

2. 眼睛防护 为了防止眼睛受到伤害，可佩戴化学安全防护眼镜、安全防护面罩等器具。

3. 身体防护 为了避免皮肤受到损伤，可选用带面罩式胶布防毒衣、连衣式胶布防毒衣、橡胶工作服、防毒物渗透工作服、透气型防毒服等防护衣。

4. 手足防护 为了保护手部和足部不受损害，可选用橡胶手套、乳胶手套、耐酸碱手套、鞋套、防护靴子等防护用品。

三、现 场 巡 查

1. 询问遇险人员情况、容器储量、泄漏量、泄漏时间、部位、形式，扩散范围、周边单位、居民、地形、电源、火源等情况，消防设施、工艺措施、到场人员处置意见。

2. 使用检测仪器测定泄漏物质、浓度及扩散范围。

3. 确认设施、建筑物险情及可能引发爆炸燃烧的各种危险源，确认消防设施运行情况。

四、现 场 急 救

在事故现场，化学品对人体可能造成的伤害为中毒、窒息、冻伤、化学灼伤、烧伤等，因此进行急救时，不论患者还是救援人员都需要进行适当的个人防护。

1. 现场急救注意事项 选择有利地形设置急救点；做好自身及伤病员的个体防护；防止发生继发性损害；急救小组至少2～3人为一组集体行动，以便相互照应；所用的救援器材需具备防爆功能。急救之前，救援人员应确信受伤者所在环境是安全的。另外，口对口的人工呼吸及冲洗污染的皮肤或眼睛时，要避免进一步受伤。

2. 现场处理

（1）迅速将患者拖离现场至空气新鲜处。

（2）呼吸困难时给氧；呼吸停止时立即进行人工呼吸；心搏骤停时立即进行心脏按压。

（3）皮肤污染时，脱去污染的衣服，用流动清水冲洗，冲洗要及时、彻底、反复多次；头面部灼伤时，要注意眼、耳、鼻、口腔的清洗。

（4）当人员发生冻伤时，应迅速复温，复温的方法是采用40～42℃恒温热水浸泡，使其温度提高至接近正常；在对冻伤的部位进行轻柔按摩时，应注意不要将伤处的皮肤擦破，以防感染。

（5）当人员发生烧伤时，应迅速将患者衣服脱去，用流动清水冲洗降温，用清洁布覆盖创伤面，避免伤面污染，不要任意把水泡弄破；患者口渴时，可适量饮水或含盐饮料。

3. 使用特效药物治疗，要对症用药，严重者送医院观察治疗。

五、泄 漏 处 理

危险化学品泄漏后，不仅污染环境，还会对人体造成伤害；如遇可燃物质，还有引发火灾、爆炸的可能。因此，对泄漏事故应及时、正确处理，防止事故扩大。泄漏处理一般包括泄漏源控制及泄漏物处理两大部分。

1. 泄漏源控制 可能时，通过控制泄漏源来消除化学品的溢出或泄漏。通过关闭有关阀门、停止一切实验，达到紧急控制泄漏源的目的。容器发生泄漏后，采取措施修补和堵塞裂口，制止化学品的进一步泄漏，能否成功地进行堵漏取决于几个因素：接近泄漏点的危险程度、泄漏孔的尺寸、泄漏点处实际的或潜在的压力、泄漏物质的特性。

2. 泄漏物处理 现场泄漏物要及时进行覆盖、收容、稀释处理，使泄漏物得到安全可靠的处置，防止二次事故的发生。泄漏物处置主要有4种方法：

（1）筑堤堵截：如果化学品为液体，泄漏到地面上时会四处蔓延扩散，难以收集处理。为此，需要筑堤堵截或者引流到安全地点。储罐区发生液体泄漏时，要及时关闭雨水阀，防止物料沿明沟外流。

（2）稀释与覆盖：为减少大气污染，通常是采用水枪或消防水带向有害物蒸气云喷射雾状水，加速气体向高空扩散，使其在安全地带扩散，从而达到对有毒气体的稀释，降低其危害性。在使用这一技术时，将产生大量的被污染水，因此应疏通污水排放系统。对于可燃物，也可以在现场施放大量水蒸气或氮气，破坏其燃烧条件。对于液体泄漏，为降低物料向大气中的蒸发速度，可用泡沫或其他覆盖物品覆盖外泄的物料，在其表面形成覆盖层，抑制其蒸发。

（3）收容（集）：对于大型泄漏，可选择用隔膜泵将泄漏出的物料抽入容器内或槽车内；当泄漏量小时，可用沙子、吸附材料、中和材料等吸收中和。常用的吸附剂有活性炭、天然吸附剂、合成类吸附剂等。

（4）废弃：将收集的泄漏物运至废物处理场所处置。用消防水冲洗剩下的少量物料，冲洗水排入含油污水系统处理。

3. 泄漏处理注意事项

（1）进入现场人员必须配备必要的个人防护器具。

（2）如果泄漏物是易燃易爆的，应严禁火种。

（3）应急处理时严禁单独行动，要有随同人员，必要时用水枪、水炮掩护。

（4）必要时紧急封闭下水道、雨水口和一切危险化学品可能外溢的路径。

（5）除受过特别训练的人员外，其他任何人不得试图清除泄漏物。

第八节　危险化学品火灾事故的处理

危险化学品容易发生火灾、爆炸事故，但不同的化学品在不同情况下发生火灾时，其扑救方法差异很大，若处置不当，不仅不能有效扑灭火灾，反而会使灾情进一步扩大。由于化学品本身及其燃烧产物大多具有较强的毒害性和腐蚀性，极易造成人员中毒、灼伤。扑救危险化学品火灾是一项极其重要而又非常危险的工作，每一位实验人员都有必要掌握一些有关危险化学品的燃烧特性、火灾特点和灭火的特殊要求等知识，防范于未然。

实验室中常用的易燃试剂有乙醚、甲醇、乙醇、丙酮、苯、甲苯等，其沸点、闪点、自燃点和燃点各不相同。了解其不同燃烧特性，可帮助我们在开展实验时更好地防范这类火灾事故的发生。

1. 沸点　指纯物质在 1 个标准大气压下沸腾时的温度，也是液体的饱和蒸气压与外界压强相等时的温度。不同液体的沸点是不同的。沸点随外界压力变化而改变，压力低，沸点也低。在相同的大气压下，不同种类液体的沸点亦不相同。这是因为饱和气压和液体种类有关。在一定的温度下，各种液体的饱和气压亦不同。例如，乙醚在 20℃时饱和气压为 5865.2Pa 低于大气压，温度稍有升高，使乙醚的饱和气压与大气压强相等，将乙醚加热到 35℃即可沸腾。液体中若含有杂质，则对液体的沸点亦有影响。液体中含有溶质后它的沸点要比纯净的液体高，这是由于存在溶质后，液体分子之间的引力增加了，液体不易气化，饱和气压也较小。要使饱和气压与大气压相同，必须提高沸点。不同液体在同一外界压强下，沸点不同。

2. 闪点　是在规定的试验条件下，使用某种点火源造成液体气化而着火的最低温度。闪燃是液体表面产生足够的蒸气与空气混合形成可燃性气体时，遇火源产生短暂的火光，发生一闪即燃的现象。闪燃的最低温度称为闪点。

闪点是可燃性液体的挥发性指标。闪点低的可燃性液体，挥发性高，容易着火，安全性较差。一般要求可燃性液体的闪点比使用温度高 20～30℃，以保证使用安全和减少挥发损失。可燃液体的闪点随其浓度的变化而变化。闪点的高低，取决于可燃性液体的密度、液面的气压，或可燃性液体中是否混入轻质组分和轻质组分的含量多少。从防火角度考虑，希望油的闪点、燃点高些，两者的差值大些。而从燃烧角度考虑，则希望闪点、燃点低些，两者的差值也尽量小些。闪点是可燃性液体储存、运输和使用的一个安全指标，是易燃可燃液体火灾危险性的一项重要参数，同时也是选择灭火剂和确定灭火强度的依据。闪点在消防工作中有着重要意义。

在消防工程中根据闪点的不同将可燃液体分为三类。即①甲类液体：闪点小于 28℃的液体（如丙酮、乙醇等）。②乙类液体：闪点大于或等于 28℃但小于 60℃的液体（如松节油、异丁醇）。③丙类液体：闪点大于或等于 60℃的液体（重油、柴油、润滑油等）。

3. 自燃点　是指可燃物质在助燃性气体中加热而没有外来火源的条件下起火燃烧的最低温度，亦称为发火温度。当可燃物与之混合的助燃性气体配比改变时，可燃物自燃点也随之改变，混合气体配比接近理论计算值时，自燃点最低；混合气体中氧气浓度增加时，自燃点降低；压力愈大，自燃点愈低。可燃物的自燃点不是物质的固有常数，而与物质的物理状态、测定方法、测定条件等有关。

可燃物质发生自燃的主要方式有：①氧化发热；②分解放热；③聚合放热；④吸附放热；⑤发酵放热；⑥活性物质遇水；⑦可燃物与强氧化剂的混合。

影响液体、气体可燃物自燃点的主要因素有：①压力：压力越高，自燃点越低；②氧浓度：混合气中氧浓度越高，自燃点越低；③催化：活性催化剂能降低自燃点，钝性催化剂能提高自燃点；④容器的材质和内径：器壁的不同材质有不同的催化作用；容器直径越小，自燃点越高。

影响固体可燃物自燃点的主要因素有：①受热熔融：熔融后可视液体、气体的情况；②挥发物的数量：挥发出的可燃物越多，其自燃点越低；③固体的颗粒度：固体颗粒越细，其比表面积就越大，自燃点越低；④受热时间：可燃固体长时间受热，其自燃点会有所降低。

4. 燃点　是指可燃性液体液面上挥发出的燃气与空气的混合物浓度增大时，遇到明火可形成连续燃烧（持续时间不小于 5 秒）的最低温度。燃点比闪点一般要高 0～20℃。

实验室中常见有机液体的易燃性见表 2-7。

表 2-7　常见有机液体的易燃性

名称	沸点（℃）	闪点（℃）	自燃点（℃）
石油醚	40～60	−45	240
乙醚	34.5	−40	180
丙酮	56	−17	538
甲醇	65	10	430
乙醇（95%）	78	12	400
二硫化碳	46	−30	100
苯	80	−11	555
甲苯	111	4.5	550
乙酸	118	43	425

二硫化碳、乙醚、石油醚、苯和丙酮等的闪点都比较低，即使存放在普通电冰箱内（冰室最低温−18℃，无电火花消除器），也有着火的可能，故这类液体不得储于普通冰箱内。另外，低闪点液体的蒸气只需接触红热物体的表面便会着火。其中，二硫化碳尤其危险，即使与暖气散热器或热灯泡接触，其蒸气也会着火，实验中必须特别小心。

一、火灾的预防

有效的防范才是对待事故最积极的态度。为预防实验室火灾，应切实注意以下各点：

1. 严禁在开口容器或密闭体系中用明火加热有机溶剂，当用明火加热易燃有机溶剂时，必须要有蒸汽冷凝装置或合适的尾气排放装置。

2. 使用可燃物，特别是易燃物（如乙醚、丙酮、乙醇、苯、金属钠等）时，不能一次性大量取用，更不能让其靠近火焰处进行实验。

3. 倾倒易燃液体时必须远离火源或将火焰熄灭后方可操作。

4. 低沸点的有机溶剂不准在火上直接加热，只能在水浴上利用回流冷凝管加热或蒸馏。

5. 金属钠严禁与水接触，废钠通常用乙醇销毁。

6. 不得在烘箱内存放、干燥、烘焙有机物。

7. 使用氧气钢瓶时，不得让氧气大量溢入室内。在含氧量约 25% 的大气中，物质燃烧所需的温度要比在空气中低得多，且燃烧剧烈，不易扑灭，务必注意。

8. 有害或易燃的废溶剂严禁倒入污物缸，应倒入回收瓶内再集中处理。燃着的或引燃的火柴梗不得乱丢，应放在表面皿中，等待火焰熄灭后再投入废物缸，以免余火引燃物品。

二、消防灭火

扑救危险化学品火灾，切莫慌惊失措，应沉着冷静处理，不可盲目行动。应针对每一类化学品，选择正确的灭火剂和灭火方法。化学品火灾的扑救应由专业消防队来进行，其他人员不可盲目行动，待消防队到达后，先介绍危险化学品物料介质，再积极配合扑救。必要时采取堵漏或隔离措施，预防次生灾害扩大。当火势被控制以后，仍然要派人监护，清理现场，消灭余火。针对不同类别的危险化学品火灾，要采取不同的灭火对策，现分述如下。

（一）扑救压缩或液化气体火灾的基本对策

压缩或液化气体总是被储存在不同的容器内，或通过管道输送。其中储存在较小钢瓶内的气体压力较高，受热或受火焰熏烤容易发生爆裂。气体泄漏后遇火源已形成稳定燃烧时，其发生爆炸或再次爆炸的危险性与可燃气体泄漏未燃时相比要小得多。遇压缩或液化气体火灾一般应采取以下基本对策：

1. 扑救气体火灾时切忌盲目扑灭火势，在没有采取堵漏措施的情况下，必须保持稳定燃烧。否则，大量可燃气体泄漏出来与空气混合，遇着火源就会发生爆炸，后果将不堪设想。

2. 首先应扑灭外围被火源引燃的可燃物火势，切断火势蔓延途径，控制燃烧范围，并积极抢救受伤和被困人员。

3. 如果火势中有压力容器，能疏散的应尽量在水枪的掩护下疏散到安全地带，不能疏散的应部署足够的水枪进行冷却保护。为防止容器爆裂伤人，进行冷却的人员应尽量采用低姿射水或利用现场坚实的掩蔽体防护。对卧式储罐，冷却人员应选择储罐四侧角作为射水阵地。

4. 如果是输气管道泄漏着火，应设法找到气源阀门。阀门完好时，只要关闭气体的进出阀门，火势就会自动熄灭。

5. 储罐或管道泄漏关阀无效时，应根据火势判断气体压力和泄漏口的大小及其形状，准备好相应的堵漏材料（如软木塞、橡皮塞、气囊塞、黏合剂、弯管工具等）。

6. 堵漏工作准备就绪后，既可用水扑救火势，也可用干粉、二氧化碳、卤代烷灭火，但仍需用水冷却烧烫的罐或管壁。火扑灭后，应立即用堵漏材料堵漏，同时用雾状水稀释和驱散泄漏出来的气体。如果确认泄漏口非常大，根本无法堵漏，只需冷却着火容器及其周围容器和可燃物品，控制着火范围，直到燃气燃尽，火势自动熄灭。

7. 现场指挥应密切注意各种危险征兆，遇有火势熄灭后较长时间未能恢复稳定燃烧或受热辐射的容器安全阀火焰变亮耀眼、尖叫、晃动等爆裂征兆时，指挥员必须适时做出准确判断，及时下达撤退命令。现场人员看到或听到事先规定的撤退信号后，应迅速撤退至安全地带。

（二）扑救易燃液体火灾的基本对策

易燃液体通常是储存在容器内或管道输送。与气体不同的是，液体容器有的密闭，有的敞开，一般都是常压。液体不管是否着火，如果发生泄漏或溢出，都将顺着地面（或水面）漂散流淌，而且，易燃液体还有密度和水溶性等涉及能否用水和普通泡沫扑救的问题，以及危险性很大的沸溢和喷溅问题，因此，扑救易燃液体火灾往往也是一场艰难的战斗。遇易燃液体火灾，一般应采用以下基本对策：

1. 首先应切断火势蔓延的途径，冷却和疏散受火势威胁的密闭容器和可燃物，控制燃烧范围，并积极抢救受伤和被困人员。如有液体流淌时，应尽可能使用不燃物拦截漂散流淌的易燃液体或其他方法导流。

2. 及时了解和掌握着火液体的品名、相对密度、水溶性，以及有无毒害、腐蚀、沸溢、喷溅等危险性，以便采取相应的灭火和防护措施。

3. 小面积（一般 $50m^2$ 以内）液体火灾，一般可用雾状水扑灭，但用泡沫、干粉、二氧化碳灭火更有效。

4. 大面积液体火灾则必须根据其相对密度、水溶性和燃烧面积大小，选择正确的灭火剂扑救。

5. 比水轻又不溶于水的液体（如汽油、苯等），用直流水、雾状水灭火往往无效。可用普通蛋白泡沫或轻水泡沫灭火。用干粉扑救时，灭火效果要视燃烧面积大小和燃烧条件而定，最好用水冷却罐壁。

6. 比水重又不溶于水的液体（如二硫化碳）起火时可用水扑救，水能覆盖在液面上灭火，用泡沫也有效。用干粉扑救时，灭火效果要视燃烧面积大小和燃烧条件而定，最好用水冷却罐壁。

7. 具有水溶性的液体（如醇类、酮类等），虽然从理论上讲能用水稀释扑救，但用此法要使液体闪点消失，水必须在溶液中占很大的比例。这不仅需要大量的水，也容易使液体溢出流淌，而普通泡沫又会受到水溶性液体的破坏（如果普通泡沫强度加大，可以减弱火势，因此，最好用抗溶性泡沫扑救）。用干粉扑救时，灭火效果要视燃烧面积大小和燃烧条件而定，也需用水冷却罐壁。

8. 扑救毒害性、腐蚀性或燃烧产物毒害性较强的易燃液体火灾时，扑救人员必须佩戴防护面具，采取防护措施。

（三）扑救爆炸物品火灾的基本对策

爆炸物品一般都有专门或临时的储存仓库。这类物品由于内部结构具有爆炸性特点，受摩擦、撞击、振动、高温等外界因素激发，极易发生爆炸，遇明火则更危险。遇爆炸物品火灾时，一般应采取以下基本对策：

1. 迅速判断和查明再次发生爆炸的可能性和危险性，紧紧抓住爆炸后和再次发生爆炸之前的有利时机，采取一切可能的措施，全力制止再次爆炸的发生。

2. 切忌用沙土盖压，以免增强爆炸物品爆炸时的威力。

3. 如果有疏散的可能，在人身安全确有可靠保障的条件下，应立即组织力量及时疏散着火区域周围的爆炸物品，使着火区周围形成一个隔离带。

4. 扑救爆炸物品堆垛时，水流应采用吊射，避免强力水流直接冲击堆垛，以免堆垛倒塌引起再次爆炸。

5. 灭火人员应尽量利用现场现成的掩蔽体或尽量采用卧姿等低姿射水，尽可能地采取自我保护措施。消防车辆不要停靠离爆炸物品太近的水源。灭火人员发现有发生再次爆炸的危险时，应立即向现场指挥报告，现场指挥应立即做出准确判断，确有发生再次爆炸征兆或危险时，应立即下达撤退命令。灭火人员看到或听到撤退信号后，应迅速撤至安全地带。

（四）扑救其他类型物品火灾的基本对策

1. 扑救遇湿易燃物品火灾，绝对禁止用水、泡沫、酸碱等湿性灭火剂扑救。

2. 扑救毒害品和腐蚀品的火灾时，应尽量使用低压水流或雾状水，避免腐蚀品、毒害品溅出；遇酸类或碱类腐蚀品，最好调制相应的中和剂稀释中和。

3. 扑救易燃固体、自燃物品火灾时，一般都可用水和泡沫扑救，只要控制住燃烧范围，逐步扑灭即可扑救。但有少数易燃固体、自燃物品的扑救方法比较特殊，如 2,4-二硝基苯甲醚、二硝基萘、萘等是易升华的易燃固体，受热放出易燃蒸气，能与空气形成爆炸性混合物，尤其在室内，易发生爆炸。在扑救过程中应不时向燃烧区域上空及周围喷射雾状水，并消除周围一切点火源。

第九节　危险化学品安全管理相关条例

一、《危险货物分类和品名编号》（GB 6944-86）

1. 适用范围

（1）本标准适用于危险货物运输中类、项的划分和品名的编号。

（2）凡具有爆炸、易燃、毒害、腐蚀、放射性等性质，在运输、装卸和储存保管过程中，容易造成人身伤亡和财产损毁而需要特别防护的货物，均属危险货物。

2. 分类　危险货物可分为 9 类。

（1）第 1 类：爆炸品

1）本类货物系指在外界作用下（如受热、撞击等），能发生剧烈的化学反应，瞬时产生大量的气体和热量，使周围压力急骤上升、发生爆炸、对周围环境造成破坏的物品，也包括无整体爆炸危险，但具有燃烧、抛射及较小爆炸危险，或仅产生热、光、音响、烟雾等一种或几种作用的烟火物品。

2）本类货物按危险性分为五项

第 1 项：具有整体爆炸危险的物质和物品。

第 2 项：具有抛射危险，但无整体爆炸危险的物质和物品，国家标准局 1986 年 10

月 7 日发布，1987 年 7 月 1 日实施。

第 3 项：具有燃烧危险和较小爆炸或较小抛射危险或两者兼有，但无整体爆炸危险的物质和物品。

第 4 项：无重大危险的爆炸物质和物品。本项货物危险性较小，万一被点燃或引燃，其危险作用大部分局限在包装件内部，而对包装件外部无重大危险。

第 5 项：非常不敏感的爆炸物质。本项货物性质比较稳定，在着火试验中不会爆炸。

（2）第 2 类：压缩气体和液化气体

1）本类货物系指压缩、液化或加压溶解的气体，并应符合下述两种情况之一者：

A. 临界温度低于 50℃，或在 50℃时，其蒸气压力大于 291kPa 的压缩或液化气体。

B. 温度在 21.1℃时，气体的绝对压力大于 275kPa，或在 51.4℃时气体的绝对压力大于 715kPa 的压缩气体；或在 37.8℃时，雷德蒸气压大于 274kPa 的液化气体或加压溶解的气体。

2）本类货物分为三项

第 1 项：易燃气体。

第 2 项：不燃气体。本项货物系指无毒、不燃气体、助燃气体。

第 3 项：有毒气体。本项货物的毒性指标与第 6 类毒性指标相同。

（3）第 3 类：易燃液体

1）本类货物系指易燃的液体、液体混合物或含有固体物质的液体，但不包括由于其危险特性列入其他类别的液体。其闭杯试验闪点等于或低于 61℃，但不同运输方式可确定本运输方式适用的闪点，而不低于 45℃。

2）本类货物按闪点分为三项

第 1 项：低闪点液体。本项货物系指闭杯试验闪点低于–18℃的液体。

第 2 项：中闪点液体。本项货物系指闭杯试验闪点在–18～23℃的液体。

第 3 项：高闪点液体。本项货物系指闭杯试验闪点在 23～61℃的液体。

（4）第 4 类：易燃固体、自燃物品和遇湿易燃物品

第 1 项：易燃固体。本项货物系指燃点低，对受热、撞击、摩擦敏感，易被外部火源点燃，燃烧迅速，并可能散发出有毒烟雾或有毒气体的固体，但不包括已列入爆炸品的物质。

第 2 项：自燃物品。本项货物系指自燃点低，在空气中易于发生氧化反应、放出热量，而自行燃烧的物品。

第 3 项：遇湿易燃物品。本项货物系指遇水或受潮时，发生剧烈化学反应、放出大量的易燃气体和热量的物品。有些不需明火，即能燃烧或爆炸。

（5）第 5 类：氧化剂和有机过氧化物

第 1 项：氧化剂。本项货物系指处于高氧化态，具有强氧化性，易分解并放出氧和热量的物质。其包括含有过氧基的有机物，其本身不一定可燃，但能导致可燃物的燃烧，与松软的粉末状可燃物能组成爆炸性混合物，对受热、振动或摩擦较敏感。

第 2 项：有机过氧化物。本项货物系指分子组成中含有过氧基的有机物，其本身易燃易爆，极易分解，对受热、振动或摩擦极为敏感。

（6）第 6 类：毒害品和感染性物品

第 1 项：毒害品。本项货物系指进入机体后，累积达一定的量，能与体液和组织发生

生物化学作用或生物物理学变化，扰乱或破坏机体的正常生理功能，引起暂时性或持久性的病理状态，甚至危及生命的物品。经口摄取半数致死量：固体 $LD_{50} \leqslant 500mg/kg$，液体 $LD_{50} \leqslant 2000mg/kg$；经皮肤接触 24h，$LD_{50} \leqslant 1000mg/kg$；粉尘、烟雾及蒸气吸入 $LC_{50} \leqslant 10mg/L$ 的固体或液体，以及列入危险货物品名表的农药。

第 2 项：感染性物品。本项货物系指含有致病的微生物，能引起病态甚至死亡的物质。

（7）第 7 类：放射性物品。本类货物系指放射性比活度大于 $7.4 \times 10^4 Bq/kg$ 的物品。

（8）第 8 类：腐蚀品

1）本类货物系指能灼伤人体组织并对金属等物品造成损坏的固体或液体。与皮肤接触在 4h 内出现坏死现象，或温度在 55℃时，对 20 号钢的表面均匀年腐蚀率超过 6.25mm/a 的固体或液体。

2）本类货物按化学性质分为三项

第 1 项：酸性腐蚀品

第 2 项：碱性腐蚀品

第 3 项：其他腐蚀品

（9）第 9 类：杂类

1）本类货物系指在运输过程中呈现的危险性质不包括在上述 8 类危险性中的物品。

2）本类货物分为两项

第 1 项：磁性物品。本项货物系指航空运输时，其包件表面任何一点距 2.1m 处的磁场强度 $H \geqslant 0.159A/m$。

第 2 项：另行规定的物品。本项货物系指具有麻醉、毒害或其他类似性质，能造成飞行机组人员情绪烦躁或不适，以致影响飞行任务的正确执行，危及飞行安全的物品。

3. 危险货物品名编号

（1）编号的组成：危险货物品名编号由 5 位阿拉伯数字组成，表明危险货物所属的类别、项号和顺序号。

（2）编号的表示方法：每一危险货物指定一个编号，但对其性质基本相同，运输条件和灭火、急救方法相同的危险货物，也可使用同一编号。举例：品名×××，属第 4 类，第 3 项，顺号 100，该品名的编号为 43100。该编号表明该危险货物属第 4 类第 3 项遇湿易燃物品。

二、高校《危险化学品管理办法》

第一章 总 则

第一条 为进一步规范和加强高校危险化学品的安全监督与管理，预防和减少危险化学品事故，保障师生员工生命财产安全，保证教学科研的正常秩序，保护环境，根据《危险化学品安全管理条例》《易制毒化学品管理条例》等法律、法规，结合各高校实际，制定本办法。

第二条 本办法所称危险化学品，是指按照国家有关标准规定的爆炸品、压缩气体和液化气体、易燃液体、易燃固体、自燃物品和遇湿易燃物品、氧化剂和有机过氧化物、有毒品和腐蚀品等七类物质及由国家确定和公布的其他剧毒和危险化学品。

第三条 本办法适用于高校教学、科研工作中所有涉及危险化学品的安全监督与管理，包括采购、运输、储存、使用、处置等过程。

第二章 管 理 体 制

第四条 学校危险化学品实行归口分级管理体制，在主管校长领导下，安全保卫部门和实验与设备管理部门（或其他相关管理部门）负责全校危险化学品的归口管理。

第五条 安全保卫部门负责危险化学品采购、使用、处置等过程的安全监督备案。

第六条 实验与设备管理部门（或其他相关管理部门）负责危险化学品的制度建设，以及危险化学品许可、申报、购买等手续的办理，同时对实验室危险化学品的购置、储存、使用、处置等进行监督检查，组织实验室危险化学品废弃物、废水的定期回收处置。

第七条 各相关单位负责本单位危险化学品的制度建设并负责检查、监督制度执行情况，对本单位危险化学品的申请、储存、使用、处置等进行监督管理。

第八条 各相关实验室应结合本单位使用的危险化学品的特性，建立健全危险化学品安全管理制度并严格执行。

第三章 危险化学品的保管

第九条 危险化学品应当储存在专用储存室内，并根据国家有关规定，在储存室及设施设置明显标志和相应安全设施，配备消防器材、设施以及通信、监控、报警等必要装置，并设专人管理。

第十条 危险化学品管理人员需经专业培训并考核合格后持证上岗。严格遵守危险化学品出入库管理制度，双人双锁管理制度，严格按审批手续发放危险化学品，并做到定期检查，严加保管。

第十一条 剧毒化学品以及储存数量构成重大危险源的其他危险化学品，需严格遵守双人保管、双人收发、双人使用、双人运输、双人双锁的"五双"制度。要精确计量和记载，如发现被盗、丢失、误领、误用等情况必须立即报告校安全保卫部门和公安部门。

第十二条 危险化学品应当按种类和危险特性，采用相应的储存设备分类分项存放，通道应达到规定的安全距离，不得超量存储。防护方法和化学性质、灭火方法相互抵触的危险化学品，不得在同一库内存放。

第十三条 实验室及走廊等不得储存危险化学品，对于少量的实验多余试剂，需分类分项存放，保持通风、远离热源和火源。

第四章 危险化学品的申购与使用

第十四条 实验与设备管理部门（或其他相关管理部门）接受安全保卫部门及相关主管部门的监督与指导，负责全校危险化学品的统一采购，各使用单位不得自行采购。

第十五条 各单位根据教学、科研工作需要，向实验与设备管理部门（或其他相关管理部门）提交危险化学品申请计划，由实验与设备管理部门（或其他相关管理部门）按核准数量采购、发放。

第十六条 领用危险化学品必须做到双人领取，按需领取，做到随用随领，不得多领。

第十七条 领用剧毒、易制毒化学品，应附表详细注明品名、规格、数量和用途，双人签名，由单位负责人审核签字并加盖单位公章，经安全保卫部门和实验与设备管理部门（或其他相关管理部门）审核同意后方能领用。

第十八条 有关实验室必须对使用危险化学品进行实验的教师、实验技术人员、学生等进行安全教育、法制教育和岗位技术培训，经考核合格后方能进行实验操作等相关活动。

第十九条 有关实验室应加强对危险化学品的安全管理和使用过程的全程监督，在危险化学品使用过程中严格执行安全操作规程，严格执行安全管理的各项规定，详细记录，安全使用、安全操作，严禁出现监管疏漏环节。

第五章 废弃危险化学品的处置

第二十条 危险化学品使用过程中产生的废弃物应尽可能回收利用，各使用单位需指定专人负责有毒有害废弃物的收集、处理、存放、监督、检查工作。

第二十一条 实验中应尽可能减少危险化学品的使用。危险化学品使用过程中产生的废弃物不得直接倒入下水道或普通垃圾桶，应按国家的规定进分类收集和无害化处理。

第二十二条 危险化学品因过期、失效、变质需要报废的，需经单位主管领导批准并报实验与设备管理部门（或其他相关管理部门）审核后，与有资质的危险废物处理公司协商处理。

第二十三条 产生的废气未达到国家相关排放标准的不得直接排放，需采取中和、吸收等措施处理达标后排放。

第二十四条 危险化学品废弃物的处置工作由实验与设备管理部门（或其他相关管理部门）负责，委托具有处理资质的单位进行处置。各单位不得大量囤积废弃危险化学品，应按照危险化学品的特性及时清理、收集。

第六章 附 则

第二十五条 各实验室对危险化学品要严格管理，经常组织有关人员对危险化学品管理的各个环节进行定期或不定期的检查，查找安全隐患，杜绝各类危险化学品事故的发生。

第二十六条 违反本办法规定，存在重大安全隐患不及时整改、发生安全事故、对安全事故处置不力与不及时上报等情况，各高校将依照有关规定给予责任人相应处理；构成犯罪的，由司法机关依法追究其刑事责任。

第二十七条 各高校可根据本办法，结合各校的具体情况，制定相应的管理制度和实施细则，严格执行，并报学校相关管理部门和安全保卫部门备案。

三、国家公布的《危险化学品安全管理条例》

本条例是为了加强危险化学品的安全管理，预防和减少危险化学品事故，保障人民群众生命财产安全，保护环境而制定的国家法规。由中华人民共和国国务院于 2002 年 1 月 26 日发布，自 2002 年 3 月 15 日起施行，2011 年 2 月 16 日修订。根据 2013 年 12 月 4 日国务院第 32 次常务会议通过，2013 年 12 月 7 日中华人民共和国国务院令第 645 号公布，自 2013 年 12 月 7 日起施行。2017 年再次修订，由国务院令第 591 号公布最新管理条例。

四、国家公布的《易制毒化学品管理条例》

本条例是为了加强易制毒化学品管理，规范易制毒化学品的生产、经营、购买、运输和进口、出口行为，防止易制毒化学品被用于制造毒品，维护经济和社会秩序而制定的管理条例。2005 年 8 月 26 日中华人民共和国国务院令第 445 号发布。全文内容包括第一章 总则；第二章 生产、经营管理；第三章 购买管理；第四章 运输管理；第五章 进口、出口管理；第六章 监督检查；第七章 法律责任；第八章 附则。根据 2014 年 7 月 29 日《国务院关于修改部分行政法规的决定》第一次修订。根据 2016 年 2 月 6 日国务院令第 666 号《国务院关于修改部分行政法规的决定》第二次修订。根据 2018 年 9 月 18 日国务院令第,703号《国务院关于修改部分行政法规的决定》第三次修订。

第三章　物理安全与防护

第一节　用电的安全与防护

第三章图片

实验室离不开电气设备，实验设备常用的电压是 220V 的普通电压，有些实验设备需要使用高压电源。不管使用常压还是高压的电气设备，如果使用过程不遵守操作规程，都容易发生触电事故。触电事故是指电流的能量直接或间接作用于人体所造成的伤害。不同强度电流作用于人体时的反应是不同的，电流强度为 1～10mA 时人体反应是麻木感；电流强度为 10～25mA 人体反应是肌肉强烈收缩；电流强度为 25～100mA 人体出现呼吸困难；电流强度为 100mA 以上人体出现心脏心室纤颤而致死。可见通过人体的电流强度只要大于 25mA 以上即有生命危险。实验室中发生用电安全事故多半是人为因素造成，如疏忽大意或无知而违规操作实验；或因碰撞、摩擦产生电火花放电引起有机物质蒸气燃烧；或使用劣质、老化或不符合规格的电源线、开关插头等引起过热燃烧。掌握必要的实验室用电基本常识，可以减少事故的发生。

一、实验室给电设计

建议实验室配备大功率不间断电源为实验室全部设备提供保护，各设备分别进行电源保护，不易维护且浪费空间。根据实验室设备情况，确定不间断电源功率及电流参数，应注意不间断电源的选择应为实验室发展预留足够空间，建议负荷功率应在现有仪器总功率 2 倍以上。电插板根据需要可设计在墙面或地面，地面电插板应有一定程度的防水功能，电插板位置应靠近所供电仪器，减少地面走线使实验室更加整洁。由于不间断电源散热、噪声较大，实验室规划时应在后部设置独立供电房并在房间中安装专用空调，以帮助散热和降低噪声，并减少对实验人员的影响（图 3-1）。

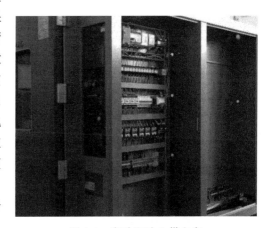

图 3-1　实验室独立供电房

二、实验室触电防护措施

为了预防实验室触电事故的发生，可根据不同实验室的实际需要采用适当的触电防护措施。

（一）直接触电的防护

1. 绝缘　所谓绝缘，是指用绝缘材料把带电体封闭起来。借以隔离带电体或不同电位的导体，使电流能按一定的通路流通的技术措施。良好的绝缘既是保证设备和线路正常运行的必要条件，也是防止人体触及带电体的基本措施。

2. 屏护与间距　　所谓屏护，就是采用遮栏、护罩、护盖、箱（匣）等将带电体同外界隔绝的技术措施。配电线路和电气设备的带电部分如果不便于绝缘材料或者单靠绝缘不足以保证安全时，可采用屏护保护。

3. 电气安全用具　　电气安全用具包括防止触电事故，保障实验人员安全的各种电工安全用具。主要有绝缘安全用具，电压和电流指示器，检修工作中的临时接地线，遮栏和标志牌等。

（二）间接触电的防护

1. 保护接地　　把在正常情况下不带电，在故障情况下可能呈现危险的对地安全的金属部分同大地紧密地连接起来，把设备的故障电压限制在安全范围内的安全措施。

2. 保护接零　　是指将电气设备在正常情况下不带电的金属部分（外壳），用导线与低压电网的零线（中性线）接起来。

（三）漏电保护器

漏电保护器简称漏电开关，又叫漏电断路器，主要是用来在设备发生漏电故障时以及对有致命危险的人身触电保护，具有过载和短路保护功能，可用来保护线路或电动机的过载和短路，亦可在正常情况下作为线路的不频繁转换启动之用。它可用于防止间接接触或者直接接触引起的单相触电事故，它还可以用于防止因电气设备漏电而造成的电气火灾爆炸事故。

三、实验室安全用电原则

违章用电常常可能造成人身伤亡、火灾、损坏仪器设备等严重事故。实验室使用电器较多，为避免实验室用电过程中发生安全事故，我们必须严格遵守以下用电操作规程：

1. 实验室所有电源应按规定安装可熔保险器和空气开关，禁止用铁丝或其他金属丝代替保险丝，保险丝型号与实验室允许的电流量必须相配，禁止超负荷使用；用电量大的实验室，其电路容量需留有较大余量，必要时可单独安装线路；大功率的用电设备需单独拉线。

2. 交直流电源和高压电源均应有明显标志，以便识别；高压电源应附操作规程说明书；所有电源的裸露部分都应有绝缘装置。

3. 铁壳仪器设备必须安装地线，用电量大的实验室或使用大电流、高压仪器设备的实验室必须专设地线；计算机室应按规定单独装专用地线；每年应对地线安全情况进行检查，如有损坏要及时更新。

4. 电气设备和线路必须绝缘良好，按规范布线，裸露的带电导体必须安装安全遮栏，并标明警告标志；不得乱拉线路、乱接电源或任意拆卸电气线路；对电气线路要经常检查，已损坏的接头、插座、插头或绝缘不良的电线应及时更换，防止线路老化；生锈的仪器或接触不良处，应及时处理，以免产生电火花，引起火灾。

5. 使用电器设备时应保持手部干燥。当手、脚或身体沾湿或站在潮湿的地板上时，切勿启动电源开关，触摸通电的电器设施。

6. 连接仪器时，需首先确认仪器设备状态完好，漏电保护器起作用，线路连接正确，方可接通电源。

7. 电器设施应有良好的散热环境，远离热源和可燃物品，确保电器设备接地、接零良好。长时间不间断使用的电器设施，需采取必要的预防措施。

8. 使用电热干燥箱等电热设备必须接地，严禁在干燥箱内烘烤食物和易燃易爆物品。使用电热真空干燥箱时，还应注意真空干燥结束后必须等到温度降低后，真空解除，才能将空气放进，否则会有燃烧和爆炸危险。

9. 存在易燃、易爆蒸气和可燃性气体散逸的实验室，应避免产生电火花或静电，电气设备必须符合防爆要求。

10. 实验室日光灯、碘钨灯、高压水银灯的安装要保持一定的顶距及与其他物品的间距，特别是不能靠近可燃物品；不用或离开实验室要及时关闭，防止长时间使用或镇流器积灰发热而引起火灾。

11. 使用有电加热、电动搅拌、磁力搅拌及其他电动装置参与的实验，实验人员不得中途擅自离开。烘箱、电炉、搅拌器、电加热器等原则上实验使用不准过夜。确需过夜实验的需经实验室安全主管负责人同意，并需安排专人值班。

12. 实验大楼内严禁乱拉电线，严禁使用电磁炉、微波炉、电饭煲等生活电器和电暖气、电炉等大功率电器（实验需要除外）；严禁在楼内给电瓶充电。

13. 实验结束后应先关闭仪器开关，再将连接电源的插头拔下。实验室无人时要切断电源总开关。

14. 非工作需要不许在实验室过夜。学生因工作需要过夜时，必须将导师或实验中心主任批准并签字的申请材料预先交门卫值班室。

15. 若发生电器火灾，首先要切断电源，尽快拉闸断电后再用沙、干粉灭火器或二氧化碳灭火器等灭火。在无法断电的情况下严禁用水或泡沫灭火器等导电液体灭火。

16. 任何时候如遇人触电，切记应切断电源后再施行急救处理。

四、触电急救方法和原则

一旦发生触电事故，现场急救十分关键。触电急救常规步骤如下：

（一）帮助触电者拖离电源

触电急救必须争分夺秒，首先要使触电者迅速拖离电源，越快越好。因为电流作用的时间越长，对人体的伤害越重。救护人员保持自身绝缘状态下迅速将触电者与电源分离开。应立即关闭或拔掉电源插头，若无法及时找到或断开电源，可穿绝缘胶鞋、戴橡皮手套，或站在绝缘物体上用干燥的木棒、竹竿等绝缘物挑开电线。也可抓住触电者干燥而不贴身的衣服，将其拖开，切记不得直接触碰带电物体和触电者的裸露身体，也不能用金属或潮湿的工具挑拉电线。救护人员也可站在绝缘垫上或干木板上，绝缘自己进行救护。为使触电者与导电体解脱，最好用一只手进行救护。需要注意的是，救护触电伤员切断电源时，有时会同时使照明失电，因此应考虑使用应急灯等临时照明。新的照明要符合使用场所防火、防爆的要求，但不能因此延误切断电源和进行急救。

（二）拖离电源后的处理

1. 伤员的应急处置　触电伤员拖离电源后，应迅速将其移到通风干燥的地方仰卧。触电伤员如神志清醒，应使其就地平躺，严密观察，暂时不要站立或走动。触电伤员如神志不清，应就地仰面平躺，且确保气道通畅，并用 5s 时间，呼叫伤员或轻拍其肩部，以判定伤员是否意识丧失。禁止摇动伤员头部呼叫伤员。需要抢救的伤员，应立即就地坚持正确抢救，并设法联系医疗部门接替救治。

2. 呼吸、心跳情况 触电伤员如意识丧失，应在 10s 内，用看、听、试的方法（图 3-2），判定伤员呼吸心跳情况。

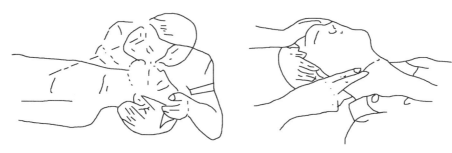

图 3-2　看、听、试的方法

看——看伤员的胸部、腹部有无起伏动作。

听——用耳贴近伤员的口鼻处，听有无呼气声音。

试——试测口鼻有无呼气的气流。再用两手指轻试一侧（左或右）喉结旁凹陷处的颈动脉有无搏动。

若看、听、试结果既无呼吸又无颈动脉搏动，可判定呼吸心跳停止。

（三）心肺复苏

1. 触电伤员呼吸和心跳均停止时，应立即按心肺复苏法支持生命的三项基本措施，即通畅气道、口对口（鼻）人工呼吸、胸外按压（人工循环），正确进行就地抢救。

2. 通畅气道

（1）触电伤员呼吸停止，重要的是始终确保气道通畅。如发现伤员口内有异物，可将其身体及头部同时侧转，迅速用一个手指或用两手指交叉从口角处插入，取出异物；操作中要注意防止将异物推到咽喉深部。

（2）通畅气道可采用仰头抬颏法（图 3-3）检查气道是否通畅。用一只手放在触电者前额，另一只手的手指将其下颌骨向上抬起，两手协同将头部推向后仰，舌根随之抬起，气道即可通畅（判断气道是否通畅）。

（3）严禁用枕头或其他物品垫在伤员头下，头部抬高前倾，会更加重气道阻塞，且使胸外按压时流向脑部的血流减少，甚至消失。

3. 口对口（鼻）人工呼吸（图 3-4）

（1）在保持伤员气道通畅的同时，救护人员用手捏住伤员鼻翼，然后深吸气后，与伤员口对口紧合，在不漏气的情况下，先连续大口吹气 2 次，每次 1～1.5s。如两次吹气后试测颈动脉仍无搏动，可判定心跳已经停止，要立即同时进行胸外按压。

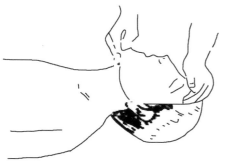

图 3-3　仰头抬颏法

（2）除开始时大口吹气 2 次外，正常口对口

（鼻）人工呼吸的吹气量不需过大，以免引起胃膨胀。吹气和放松时要注意伤员胸部应有起伏的呼吸动作。吹气时如有较大阻力，可能是头部后仰不够，应及时纠正。

（3）触电伤员如牙关紧闭，可口对鼻人工呼吸。口对鼻人工呼吸吹气时，要将伤员嘴唇紧闭，防止漏气。

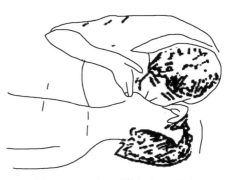

图 3-4　口对口（鼻）人工呼吸

4. 胸外按压

（1）正确的按压位置是保证胸外按压效果的重要前提。确定正确按压位置的步骤：右手的示指和中指沿触电伤员的右侧肋弓下缘向上，找到肋骨和胸骨接合处的中点；两手指并齐，中指放在切迹中点（剑突底部），示指平放在胸骨下部；另一只手的掌根紧挨示指上缘，置于胸骨上，即为正确按压位置。

（2）正确的按压姿势是达到胸外按压效果的基本保证。正确的按压姿势：使触电伤员仰面躺在平硬的地方，救护人员立或跪在伤员一侧肩旁，救护人员的两肩位于伤员胸骨正上方，两臂伸直，肘关节固定不屈，两手掌根相叠，手指翘起，不接触伤员胸壁；以髋关节为支点，利用上身的重力，垂直将正常成人胸骨压陷 3～5cm（儿童和瘦弱者酌减）；压至要求程度后，立即全部放松，但放松时救护人员的掌根不得离开胸壁（图 3-5）。按压必须有效，有效的标志是按压过程中可以触及颈动脉搏动。

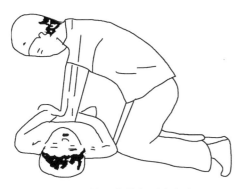

图 3-5　按压姿势与用力方法

（3）操作频率：胸外按压要以均匀速度进行，每分钟 80 次左右，每次按压和放松的时间相等。胸外按压与口对口（鼻）人工呼吸同时进行，其节奏为：单人抢救时，每按压 15 次后吹气 2 次（15：2），反复进行；双人抢救时，每按压 5 次后由另一人吹气 1 次（5：1），反复进行。

第二节　用火的安全与防护

实验室中常常会使用到易燃、易爆危险化学品，或者使用明火加热设备和电气设备，还有一些抱侥幸心理的实验人员为图方便省事违反实验操作规程等，这些都是导致实验室发生火灾事故的主要原因。据调查结果表明，实验室火灾事故有 70%以上是由实验室工作人员麻痹大意、操作失误所致，其中 20%左右是由电气设备引起火灾；20%左右是由易燃溶剂使用不当引起火灾；13%左右是由各种爆炸事件引起火灾；还有 13%左右是由易燃气体或自燃化学试剂燃烧所致。令人心痛的是接近 90%的事故是由于没有必要的灭火器具，无法及时扑灭火源，从而酿成重大灾情。掌握必要的实验室安全用火防火知识，利于我们提高防范意识和防火技能，减少火灾事故的发生。

物体燃烧必须同时具备三个必要条件，即可燃物、助燃物和着火源。三者中缺少任何一个条件都可以阻止物体燃烧。根据这些基本条件，一切灭火措施都是为了破坏已经形成的燃烧条件，或终止燃烧的连锁反应而使火熄灭，或把火势控制在一定范围内，最大限度地减少火灾损失。如冷却法是通过水来大量吸收热量，使燃烧物的温度迅速降低，最后使燃烧终止；窒息法是用二氧化碳、氮气、水蒸气等来降低氧浓度，使燃烧不能持续；隔离法是通过灭火剂产生的泡沫覆盖于燃烧体表面，在冷却作用的同时，把可燃物同火焰和空气隔离开来，达到灭火的目的；化学抑制法是通过干粉灭火剂的化学作用，破坏燃烧的链式反应，使燃烧终止。

根据可燃性物体不同，可将火灾分为以下五类：A 类火灾指含碳固体可燃物，如木材、棉、毛、麻等燃烧的火灾；B 类火灾指甲、乙、丙类液体，如甲醇、乙醚、丙酮等燃烧的火灾；C 类火灾指可燃气体，如甲烷、乙炔、氢气等燃烧的火灾；D 类火灾指可燃金属，如钾、钠、镁、钛、锆、锂、铝镁合金等燃烧的火灾；E 类火灾指带电物体和精密仪器燃烧的火灾。扑救不同类型的火灾必须选择合适的灭火器，否则不但不能扑救灭火，反而有可能会引发更大的次生伤害事故，需引起重视。

一、实验室安全用火原则

1. 实验室内必须存放一定数量的消防器材并安装消防龙头，消防器材必须放置在便于取用的明显位置（图 3-6），指定专人管理，全体人员要爱护消防器材，并且按要求定期检查更换，以免过期失效。

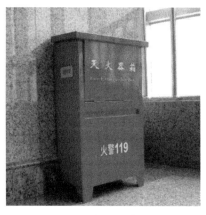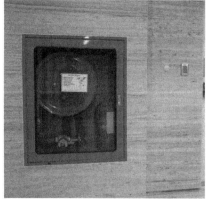

图 3-6　常用消防器材——灭火器箱和消防水箱

2. 实验室内存放的一切易燃、易爆物品（如氢气、氮气、氧气、白磷、钾、钠、钙、电石等物质）必须远离火源，专柜存放，使用和储存易燃、易爆物品的实验室必须严禁烟火。

3. 需要加热或燃烧的实验必须严格按照操作规程进行。易燃物质实验结束后若有剩余，决不能随意丢弃，要妥善回收处理。

4. 各种可燃气体与空气混合都有一定的爆炸极限，操作时应严禁接近明火，点燃气体前，一定要先检验气体的纯度，特别是氢气。

5. 对易爆炸的试剂如硝化棉、三硝基苯、银氨溶液等要严格保管。有些氧化剂、强氧化剂能与其他物质混合形成爆炸物，如 $KClO_3$、KNO_3、$NaNO_3$、NH_4NO_3、$KMnO_4$、$K_2Cr_2O_7$ 等，使用时一定要正确操作，决不能撞击、研磨。

6. 可燃性气体钢瓶与助燃气体钢瓶不得混合放置，各种钢瓶不得靠近热源、明火，要有防晒措施，禁止碰撞与敲击，保持油漆标志完好，专瓶专用。

7. 使用的可燃性气体钢瓶，一般应放置室外阴凉和空气流通的地方，若用管道通入室内，氢、氧和乙炔不能混放一处，要与使用的火源保持 10m 以上的距离。所有钢瓶都必须有固定装置固定，以防倾倒。

8. 不得乱接乱拉电线，不得超负荷用电，实验室内不得有裸露的电线头，严禁用金属丝代替保险丝；电源开关箱内不得堆放物品。

9. 实验室电器设备和线路、插头、插座等要经常检修，保持完好状态，发现可能引起火花、短路、发热和绝缘破损、老化、超负载等情况必须及时进行维修。电加热器、电烤箱等设备应做到人走电断。

10. 实验中如有使用电烙铁，要放在非燃隔热的支架上，周围不应堆放可燃物，用后立即拨下电源插头。

11. 实验室内未经批准、备案，不得使用大功率用电设备，以免超出用电负荷。

12. 严禁在楼内走廊上堆放物品，保证消防通道畅通。

二、常用灭火器

（一）灭火器型号和种类

我国灭火器的型号是按照《消防产品型号编制方法》的规定编制的。它由类、组、特征代号及主要参数几部分组成。类、组、特征代号用大写汉语拼音字母表示，第一位是灭火器自身的代号用"M"表示（"灭"字汉语拼音的第一个字母）。第二位是灭火剂代号：P是泡沫灭火剂、酸碱灭火剂；F是干粉灭火剂；T是二氧化碳灭火剂；QP是轻水泡沫灭火剂；SQ是清水灭火剂。第三位是各类灭火器结构特征的代号：S是手提式（包括手轮式）、T为推车式、Z为鸭嘴式、C是舟车式、B是背负式。后面的阿拉伯数字代表灭火剂重量或容积，一般单位为每千克或升。如"MFL2"是指 2kg 装 ABC 类干粉灭火器。

灭火器按充装的灭火剂可分为五类：干粉类灭火器（主要有碳酸氢钠和磷酸铵盐灭火剂两种）、二氧化碳灭火器、泡沫型灭火器、水型灭火器、卤代烷灭火器（已停用）。按其移动方式可分为：手提式和推车式；按驱动灭火剂的动力来源可分为：储气瓶式、储压式、化学反应式等。实验室常用灭火器有手提式干粉灭火器、手提式二氧化碳灭火器、手提式泡沫灭火器、干沙等。

灭火器铭牌常贴在筒身上或印刷在筒身上，包括下列内容，使用前应详细阅读，以免延误火灾的扑救。

1. 灭火器的名称、型号和灭火剂类型。

2. 灭火器的灭火种类和灭火级别（对不适合使用的灭火种类，其用途代码符号用红色删除线标记）。

3. 灭火器的使用温度范围。

4. 灭火器驱动器气体名称和数量。

5. 灭火器生产许可证编号和消防认证标志。

6. 生产日期、制造厂家。

（二）不同场所及火灾适宜选用的灭火器

1. 学校、研究所、写字楼、酒店、工厂等场所，最好配置 ABC 干粉灭火器，这种类型的灭火器，灭火器效果最好，灭火种类齐全。

2. 化学危险物品场所（如易燃、可燃液体），有些灭火剂可能与某些化学物品起化学反应，有导致火灾扩大的可能，应选用与化学物品不起化学反应的灭火器，如泡沫灭火器扑救，其中水溶性的有机溶剂则应用抗溶性泡沫灭火器。酸碱液可用喷雾或水稀释进行灭火。

3. 可燃气体场所，有可能出现气体泄漏火灾，应选用扑灭可燃气体灭火效果较好的二氧化碳、干粉、水型等灭火剂扑救。有毒气体亦可用喷雾或水稀释进行灭火。

4. 遇火燃烧的物质及金属火灾，不能用水扑救，也不能用二氧化碳等灭火剂，宜用干粉或沙土覆盖扑救。

5. 精密仪器和贵重设备、机房场所，灭火剂的残渍会损坏设备，忌用水和干粉灭火剂，应选用二氧化碳灭火器。

6. 电气设备场所，热涨冷缩可能引起设备破裂，忌用水灭火，应选用绝缘性能较好的二氧化碳灭火器或干粉灭火器。

7. 贵重书籍和档案资料场所，为了避免水浸损失，忌用水灭火，应选用干粉灭火器或二氧化碳灭火器。

（三）室内常用的灭火器

1. 干粉灭火器

（1）原理：干粉灭火器以液态二氧化碳或氮气作动力，将灭火器内干粉灭火剂（主要含有碳酸氢钠）喷出进行灭火。干粉灭火剂是干燥且易于流动的微细粉末，由具有灭火效能的无机盐和防潮剂、流动促进剂、结块防止剂等添加剂经干燥、粉碎、混合而成微细固体粉末组成。该类灭火器主要通过抑制燃烧的连锁反应而灭火，按使用范围可分为普通干粉灭火器和多用干粉灭火器两大类，普通干粉灭火剂也称 BC 干粉，是指碳酸氢钠干粉、改性钠盐、氨基干粉等，多用干粉灭火剂也称 ABC 干粉，是指磷酸铵盐干粉、聚磷酸铵干粉等。

（2）结构：主要包括筒体及悬装在筒外的二氧化碳钢瓶两部分。筒体内装干粉灭火剂，并有进气管及出粉管各 1 根插入底部，它们分别与位于盖部的进气口及出粉口相通。钢瓶上口的开启阀为穿针式(由拉环操纵)，用紧固螺母与进气口连接。带有喷枪的喷粉胶管则以螺纹连接形式安装在出粉口处（图 3-7）。

（3）适用范围：普通干粉灭火器主要用于扑灭易燃和可燃液体、易燃和可燃气体以及带电设备火灾；多用干粉灭火器不仅适用于扑救可燃液体、可燃气体和带电设备的火灾（干粉有 5 万 V 以上的电绝缘性能），还适用于扑救

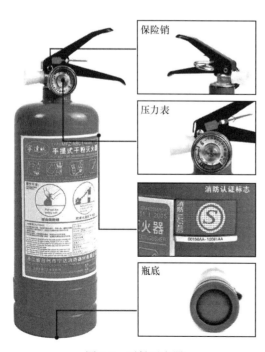

保险销

压力表

消防认证标志

瓶底

图 3-7　干粉灭火器

一般固体物质火灾，但都不能扑救轻金属火灾（灭火种类范围最广，最常见）。下面以干粉灭火器为例图解手提式灭火器的一般使用步骤（图 3-8）。

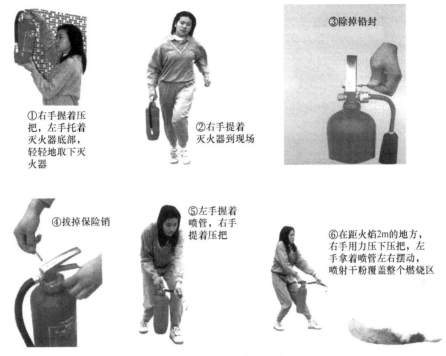

①右手握着压把，左手托着灭火器底部，轻轻地取下灭火器

②右手提着灭火器到现场

③除掉铅封

④拔掉保险销

⑤左手握着喷管，右手提着压把

⑥在距火焰2m的地方，右手用力压下压把，左手拿着喷管左右摆动，喷射干粉覆盖整个燃烧区

图 3-8　灭火器使用步骤

2. 二氧化碳灭火器

（1）原理：当燃烧区空气中的二氧化碳浓度达 30%～35% 或氧气量低于 12% 时可使多数物质燃烧窒息。二氧化碳不导电，其密度是空气的 1.52 倍，可覆盖在燃烧物的表面隔绝空气，降低可燃物周围或防护空间内的氧浓度，产生窒息作用而灭火。另外，二氧化碳从储存容器中喷出时，会由液体迅速汽化成气体，而从周围吸收部分热量，可起到局部冷却的作用。有流动性好、喷射率高、不腐蚀容器和不易变质等优良性能。

（2）结构：二氧化碳灭火器筒体采用优质合金钢经特殊工艺加工而成，重量比碳钢减少了 40%。具有操作方便、安全可靠、易于保存、轻便美观等特点，内装的灭火剂为液态二氧化碳灭火剂。手提式二氧化碳灭火器由筒体、瓶阀、喷射系统等部件构成，总重量小于或等于 28kg，其规格有 2kg、3kg、5kg、7kg 四种；推车式二氧化碳灭火器主要由瓶体、器头总成、喷管总成、车架总成等部分组成，总重量大于 28kg，其规格有 20kg、25kg 两种（图 3-9）。

（3）适用范围：适用于扑救易燃液体及气体的初起火灾，也可扑救 600V 以下带电设备的火灾；常应用于实验室、计算机房、变配电所，以及对精密电子仪器、贵重设备或档案资料等物品维护要求较高的场所。在高温时二氧化碳能与碱金属、碱土金属、活泼的轻金属（如钾、钠、镁、铝等物质）及其合金发生化学反应，所以不能用于轻金属的灭火。

3. 泡沫灭火器

（1）原理：泡沫灭火器内盛装碳酸氢钠和硫酸铝两种溶液，使用时将筒身颠倒过来，两种溶液混合后发生化学反应，产生二氧化碳气体泡沫，体积瞬间膨胀 7～10 倍，一般能

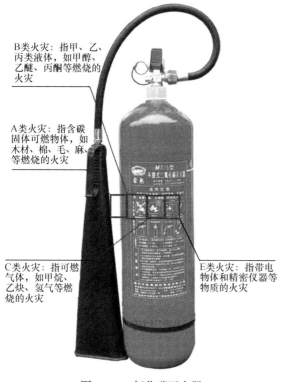

B类火灾：指甲、乙、丙类液体，如甲醇、乙醚、丙酮等燃烧的火灾

A类火灾：指含碳固体可燃物体，如木材、棉、毛、麻、等燃烧的火灾

C类火灾：指可燃气体，如甲烷、乙炔、氢气等燃烧的火灾

E类火灾：指带电物体和精密仪器等物质的火灾

图 3-9　二氧化碳灭火器

喷射 10m 左右。泡沫的比重一般是 0.1～0.2，汽油的比重是 0.78，水的比重是 1.0。由于泡沫的比重小，所以能覆盖在易燃液体的表面上，一方面降低了液面的温度（吸热）使液体蒸发速度降低；另一方面形成一个隔绝层，隔断氧气与液面接触，阻止物体继续燃烧。

（2）结构：泡沫灭火器由筒体、筒盖、瓶胆、喷嘴等组成。外壳筒体是铁皮制成的，内装碳酸氢钠与发泡剂的混合溶液，另有一玻璃瓶内胆，装有硫酸铝水溶液。瓶胆口有铅塞，用来封住瓶口，以防未使用时瓶胆内的硫酸铝吸水稀释或同瓶胆外的碳酸氢钠混合而发生意外（图 3-10）。

（3）适用范围：它最适宜扑救油类等液体火灾，但不能扑救水溶性可燃、易燃液体的火灾（如醇、酯、醚、酮等物质）和电器火灾。

4. 干沙灭火用具　干沙灭火的原理是窒息灭火，即隔绝燃烧的必要条件氧气，使物体因缺氧而停止燃烧。对于忌水或不能使用其他常规灭火器的火灾可采用此法，其适用范围包括（但不限于）：

（1）可用于碱金属、活泼金属如锂、钠、钾、铷、铯、氢化钠、锂铝氢、钠硼氢（钾）、钙、镁、锶、钡、铝、钛、锆、铀、锌、镁等的灭火。

（2）可用于电石、硼烷、三乙基硼、三甲基硼、三丁基铝、三乙基锑、黄磷、铝热剂的灭火。

（3）可用于无机氧化物和有机氧化物如高锰酸钾、（高）氯酸钾（先用砂再用水）、过氧化的甲乙酮、过氧化二苯甲酰、过苯甲酸、重铬酸铵（钾）、硝酸汞的灭火。

5. 清水灭火器　清水灭火器中的灭火剂为清水。水在常温下具有较低的黏度、较高的热稳定性、较大的密度和较高的表面张力，是一种古老而又使用范围广泛的天然灭火剂，易于获取和储存。它主要靠冷却和窒息作用进行灭火。因为每千克水自常温加热至沸点并完全蒸发汽化，可以吸收 2593.4kJ 的热量。因此，它利用自身吸收显热和潜热的能力发挥冷却灭火作用，是其他灭火剂所无法比拟的。此外，水被汽化后形成的水蒸气为惰性气体，且体积将膨胀 1700 倍左右。在灭火时，由水气化产生的水蒸气将占据燃烧区域的空间、稀释燃烧物周围的氧含量，阻碍新鲜空气进入燃烧区，使燃烧区内的氧浓

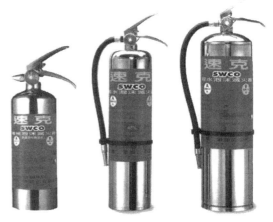

图 3-10　泡沫灭火器

度大大降低，从而达到窒息灭火的目的。当水呈喷淋雾状时，形成的水滴和雾滴的比表面积将大大增加，增强了水与火之间的热交换作用，从而强化了其冷却和窒息作用。

另外，对一些易溶于水的可燃、易燃液体还可起稀释作用；采用强射流产生的水雾可使可燃、易燃液体产生乳化作用，使液体表面迅速冷却、可燃蒸气产生速度下降而达到灭火的目的。适用于扑救可燃固体物质火灾，即 A 类火灾（比较常用）。

6. 风力灭火器　风力灭火器原理是消除物质燃烧所必须的第三个条件温度，使火焰熄灭。风力灭火器将大股的空气高速吹向火焰，使燃烧的物体表面温度迅速下降，当温度低于燃点时，燃烧就停止了。风力灭火器结构很简单，由电动马达、风叶、风管和电池构成。

7. 简易式灭火器　简易式灭火器是近几年开发的轻便型灭火器。它的特点是灭火剂充装量在 500g 以下，压力在 0.8MPa 以下，而且是一次性使用，不能再充装的小型灭火器。按充入的灭火剂类型分，简易式灭火器有简易式干粉灭火器，也称轻便式干粉灭火器；还有简易式空气泡沫灭火器，也称轻便式空气泡沫灭火器。简易式灭火器适用于家庭使用，简易式干粉灭火器可以扑救液化石油气灶及钢瓶上角阀，或煤气灶等处的初起火灾，也能扑救火锅起火和废纸篓等固体可燃物燃烧的火灾。简易式空气泡沫适用于油锅、煤油炉、油灯和蜡烛等引起的初起火灾，也能对固体可燃物燃烧的火进行扑救。

三、火灾的应急处理方案

（一）火灾发生的注意事项

1. 火灾事故首要的一条是保护人员安全，扑救要在确保人员不受伤害的前提下进行。

2. 火灾第一发现人应查明原因，如是电源引起，应立即切断电源。

3. 火灾后应掌握的原则是边救火、边报警。

（二）发生火灾的报警程序

1. 实验指导教师迅速报告学院安全领导小组，同时组织疏散学生离开现场，部门领导组织有关人员携带消防器具赶赴现场进行扑救。

2. 根据火势大小做出判断，如需报警立即用电话或手机报告消防中心（电话 119）；报警时，讲明发生火灾或爆炸的地点、燃烧物质的种类和数量、火势情况、报警人姓名、电话等详细情况，待对方放下电话后再挂机。

3. 部门领导在向学校领导汇报的同时，派出人员到主要路口等待引导消防车辆。

（三）发生火灾时的救援程序

1. 参加人员　在消防车到来之前，学院师生均有义务参加扑救。消防车到来之后，校内人员配合消防专业人员扑救或做好辅助工作。

2. 使用器具　灭火器、水桶、脸盆、水浸的棉织物等。

3. 疏散人群部门领导和教师要迅速组织学生逃生，原则是"先救人，后救物"。

4. 保持消防通道畅通，学生及无关人员要远离火场和校区内的固定消防栓，以便于消防车辆驶入。

（四）火灾现场的处理

1. 发现火灾事故时，发现人员要保持镇静，迅速向实验室负责人、保卫处及消防部门（119）电话报警，并立即采取措施处理，切断或通知相关部门切断电源，防止火势蔓延。

对压缩气体和液化气体火灾事故应立即切断现场电源、关闭阀门。

2. 按照"先人员，后物资，先重点，后一般"的原则抢救被困人员及贵重物资，疏散其他人员，注意关闭门窗，防止火势蔓延。

3. 根据火灾类型，采用不同的灭火器材进行灭火。按照不同物质发生的火灾，火灾大体分为四种类型：

（1）A类火灾为固体可燃材料的火灾，包括木材、布料、橡胶及塑料等。一般可采用水冷却法，但对珍贵图书、档案应使用二氧化碳、干粉灭火剂灭火。

（2）B类火灾为易燃、可燃液体和油脂类等化学药品火灾。首先应切断可燃液体的来源，同时将燃烧区容器内可燃液体排至安全地区，并用水冷却燃烧区可燃液体的容器壁，减慢蒸发速度；及时使用大剂量泡沫灭火剂、干粉灭火剂将液体火灾扑灭。

（3）C类火灾为可燃气体火灾。首先应关闭可燃气阀门，防止可燃气发生爆炸，然后选用干粉、二氧化碳灭火器灭火。

（4）D类火灾为部分可燃金属，如镁、钠、钾及其合金等燃烧导致的火灾。这类火灾切忌用水扑救，因水与钠、钾起反应放出大量热和氢，会促进火灾猛烈发展。应使用特殊的灭火剂，如干沙或干粉灭火器等。

（5）E类火灾为带电电气设备火灾。应切断电源后再灭火，因现场情况及其他原因，不能断电，需要带电灭火时，应使用干沙或干粉灭火器，不能使用泡沫灭火器或水。

4. 依据可能发生的危险化学品事故类别、危害程度级别，划定危险区，对事故现场周边区域进行隔离和疏导。

5. 对有可能发生爆炸、爆裂、喷溅等特别危险需紧急撤退的情况，应按照统一的撤退信号和撤退方法及时撤退。

6. 明确火灾周围环境，判断出是否有重大危险源分布及是否会带来次生灾难发生。

7. 实验室应急领导小组应在规定的时间内向上级应急领导小组报告，及时将受伤人员转移到医疗机构进行救护。

8. 火情解除后，实验室应急领导小组要迅速组织清理现场，对库存材料、药品进行盘点，核实损失。

四、火场逃生九法

实验室发生的火灾多为人为失误引发，如实验人员不按实验操作规程做实验，私自违规违章操作，麻痹大意，安全意识薄弱等。当我们进入一个陌生的实验室，首先要熟悉各楼层的疏散通道及安全出口情况。必须牢牢掌握必要的消防灭火和疏散逃生知识。面对火灾要临危不乱，正确处理。

火场逃生得中心原则——自救为上，保持冷静，充分利用所在有利地形和身边的有用物体，采取积极有效的自救措施，让自己的处境由"被动"转化为"主动"，为生命赢得更多的"生机"。下面介绍常用的九种自救方法。

1. 自救方法一　绳索自救法。可用床单、窗帘结成绳索，将其一端拴在门、窗、暖气或重物上沿绳索爬下。

2. 自救方法二　匍匐前进法。由于火灾发生时烟气大多聚集在上部空间，因此在逃生过程中应尽量将身体贴近地面匍匐或弯腰前进。

3. 自救方法三　毛巾捂鼻法。火灾烟气具有温度高、毒性大的特点，一旦吸入后容易引起呼吸系统烫伤或中毒，因此疏散中应用湿毛巾捂住口鼻，以起到降温及过滤的作用。

4. 自救方法四　棉被护身法。用浸泡过的棉被或毛毯、棉大衣盖在身上，确定逃生路线后用最快的速度钻过火场并冲到安全区域。

5. 自救方法五　毛毯隔火法。将毛毯等织物钉在或夹在门上，并不断往上浇水冷却，以防止外部火焰及烟气侵入。

6. 自救方法六　搭桥逃生法。可在阳台、窗台、屋顶平台处用木板、竹竿等较坚固的物体搭在相邻建筑，以此作为跳板过渡到相对安全的区域。

7. 自救方法七　跳楼求生法。火场切勿轻易跳楼！在万不得已的情况下，住在低楼层的居民可采取跳楼的方法进行逃生。但要选择较低的地面作为落脚点，并将席梦思床垫、沙发垫、厚棉被抛下做缓冲物。

8. 自救方法八　管线下滑法。当建筑物外墙或阳台边上有落水管、避雷针引线等坚固竖直管线时，可借助其下滑至地面，同时应注意一次下滑时人数不宜过多，以防止逃生途中因管线损坏而致人坠落。

9. 自救方法九　固守待援法。当实在无路可逃时，可利用卫生间进行避难，用毛巾紧塞门缝，把水泼在地上降温，也可躺在放满水的浴缸里躲避。但千万不要钻到床底、阁楼、橱柜等处避难，因为这些地方可燃物多，且容易聚集烟气。

五、图解火灾发生时紧急措施（图 3-11～图 3-17）

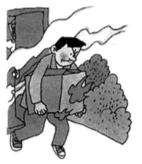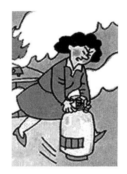

图 3-11　移走可燃、易燃物品

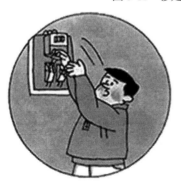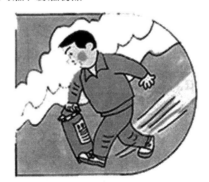

图 3-12　拉断实验室内总闸　　　图 3-13　就近取灭火器

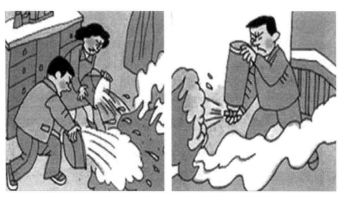

图 3-14　使用灭火器材进行自救（初起火势容易扑救）

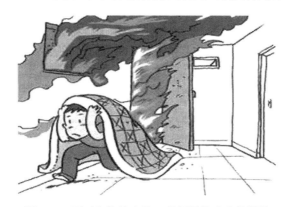

图 3-15　面对失控的火势，必须尽快逃生并报警

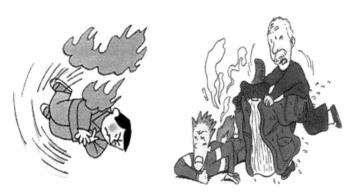

图 3-16　衣服着火不必惊慌，可就地打滚或用重衣服、石棉布等压灭火苗

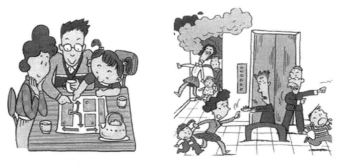

图 3-17　熟悉安全出口（安全通道），火警时不能坐电梯

六、火灾案例

1. 火灾案例一 2004 年 7 月 5 日下午，某高校一学生公寓发生一起火灾事故，致使该宿舍物品因火灾被损。经查，电风扇坏了以后没有及时维修，因为风扇不转就没有人留意到电风扇的电源开关是否打开（或者没有意识到会引起火灾），事故发生时没人在宿舍，风扇过热导致火灾，宿舍被烧得只剩铁床架。

2. 火灾案例二 2005 年 11 月 3 日下午，某高校一学生公寓发生一起火灾事故，致使配置给该宿舍使用的照明、床板、物品柜等设施因火灾被损，另有价值 10 000 余元的学生个人财物被烧毁。该公寓住的全都是女生，火灾发生时该宿舍无人。经查，这起火灾事故是两名女学生违反学生公寓管理制度，将烧水的"热得快"插在暖壶里烧水，人走时忘断电源以致酿成火灾。

3. 火灾案例三 2006 年 10 月 2 日 20 时 25 分许，某高校一学生公寓发生一起火灾事故，致使配置给该宿舍使用的箱子架、物品柜等设施因火灾被损，另有价值 5000 余元的学生个人财物被烧毁。经查，这起火灾事故是有同学违反学生公寓管理制度，在宿舍内私自使用大功率电器而造成的（寝室当时无人）。具体原因：插在主接线板的电热杯放在箱子架顶层，水烧干后自燃，并引燃临近的易燃品，如箱子架上所放的书籍、衣物、被子等，最终酿成火灾事故。

4. 火灾案例四 2007 年 1 月 4 日 21 时许，某高校一公寓发生一起火灾事故，致使配置给该宿舍使用的长条桌、物品柜等设施因火灾被损，另有价值 4000 余元的学生个人财物被烧毁。经查，这起火灾事故是由于该宿舍两名同学将应急灯长时间充电（13 小时，寝室当时无人），使蓄电池过热，引燃桌下纸箱内的易燃物而造成火灾。

5. 火灾案例五 2008 年 11 月 16 日某高校大楼由于酒精遗洒引发火灾，过火面积达 150m² 左右，造成巨大损失（图 3-18）。

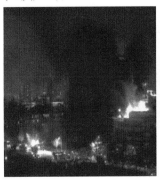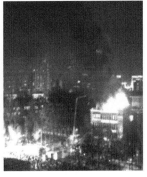

图 3-18 某高校大楼火灾现场

6. 火灾案例六 2008 年 11 月 23 日 14 时 50 分左右，某高校一栋寝室起火，起火原因是使用违规电器，所幸没有人员伤亡（图 3-19）。

7. 火灾案例七 2015 年 8 月 12 日 23 时 30 分左右，天津东疆保税港区某公司所属危险品仓库发生爆炸（图 3-20）。

8. 火灾案例八 1985 年 4 月 18 日深夜，某饭店发生火灾。原因是一客人酒后吸烟，引燃床上被褥，从而导致了一场特大火灾。大火波及 21 间客房，其中 6 间全部烧毁。在大火中有 10 人丧生，7 人重伤，直接经济损失约 25 万元。

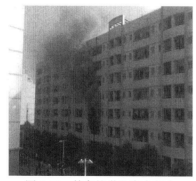

图 3-19　某高校学生宿舍起火

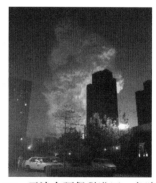

图 3-20　天津东疆保税港区一危险品仓库发生爆炸起火

七、火灾案例的启示

水火无情，我们不管在学校还是在家里，不管在实验中还是在日常生活中，都必须养成防火防灾的好习惯，一定要注意安全用火、文明用火，定期对所在的居住和工作、学习环境进行火灾隐患排查，坚决做到防患于未然。分析以上火灾案例，造成事故的主要原因有以下 4 点：

1. 违章、违规操作　如宿舍内用违规使用电器等。

2. 疏忽安全常识　如小小电器过热会引起火灾等。

3. 安全意识不强　如到陌生环境不了解安全疏散通道和出口等。

4. 消防知识淡薄　如慌乱、踩踏、不会自救等。

我们必须吸取血的教训，消除麻痹大意思想，掌握必要的消防灭火和疏散逃生知识，杜绝火灾重演。任何时候，预防火灾为上上策。万一面对火灾也要临危不乱，正确处理，理智逃生。

第三节　压力容器的安全与防护

一、压力容器概念与管理要求

压力容器一般是指用于有一定压力的流体的储存、运输或者是传热、传质、反应的密闭容器。压力容器的分类方法很多，按照不同的分类标准有不同的种类，如按使用中工艺过程的作用原理分类，可分为反应容器、换热容器、分离容器和储存容器 4 种。按设计压力 P 分类可分为如下 4 种：

1. 低压容器　$0.1 \leqslant P < 1.57$MPa（$1 \leqslant P < 16$kgf·cm^{-2}）

2. 中压容器　$1.57 \leqslant P < 9.81$MPa（$16 \leqslant P < 100$kgf·cm^{-2}）

3. 高压容器　$9.81 \leqslant P < 98.1$MPa（$100 \leqslant P < 1000$kgf·cm^{-2}）

4. 超高压容器　$P \geqslant 98.1$MPa（$P \geqslant 1000$kgf·cm^{-2}）

正确和合理地使用压力容器，是提高压力容器安全可靠性，保证压力容器安全运行的重要条件。为了实现压力容器管理工作的制度化、规范化，有效地防止或减少事故的发生，国务院颁布了《锅炉压力容器安全监察暂行条例》，原劳动部颁发了《压力容器安全技术监察规程》《在用压力容器检验规程》等一系列法规，对压力容器安全使用管理提出了明确的内容和严格的要求。

所有压力容器必须办理特种设备使用登记证，压力容器的使用登记证仅在压力容器定期检验合格期间有效。使用压力容器的单位应制定相关管理规定，按规定办理压力容器使用登记手续。未办理登记的任何人不得擅自使用。有压力容器的实验室必须建立《压力容器技术档案》及使用登记本，每年应将压力容器数量和使用情况进行统计。

使用压力容器实验室需设专职或兼职技术人员负责压力容器的安全技术管理。压力容器专职操作人员应具有保证压力容器安全运行所必需的知识和技能，并通过技术考试取得操作合格证书。专职技术负责人根据设备的数量和对安全性能的要求，负责组织对使用压力容器的学生或实验人员进行培训，只有经过培训考核合格后方可独立操作。

实验室常用压力容器有高压容器和气体钢瓶两类。医学类实验室常用的压力容器有高压灭菌锅和各类压缩气体钢瓶。高压容器的潜在危险主要是容器内压力急剧升高而发生爆炸。对于这类高压容器应有严格的操作规程，在醒目的位置张贴"高压爆炸危险"等警示语。

二、压力容器安全操作规程

为了保证压力容器的正确使用，防止因盲目操作而发生事故，教师在指导学生使用时，要先按实验要求和压力容器的技术性能制定压力容器安全操作规程：

1. 压力容器的操作工艺控制指标，包括最高工作压力、最高或最低工作温度、压力及温度波动幅度的控制值等。

2. 压力容器的岗位操作法，开、停机的操作程序和注意事项。

3. 压力容器运行中日常检查的部位和内容要求。

4. 对压力容器运行中可能出现的异常现象的判断和处理方法以及防范措施。

5. 压力容器的防腐措施和停用时的维护保养方法。

6. 注意事项

（1）压力容器必须平稳操作。压力容器开始加压时，速度不宜过快，要防止压力的突然上升。高温容器或工作温度低于 0℃的容器，加热或冷却都应缓慢进行，尽量避免操作中压力的频繁和大幅度波动。避免运行中容器温度的突然变化。

（2）压力容器严禁超温、超压下运行。工作中液化瓶严禁超量装载，并防止意外受热。随时检查安全附件的运行情况，保证其灵敏可靠。

（3）严禁带压拆卸压紧螺栓。

（4）坚持压力容器运行期间的巡回检查，及时发现操作中或设备上出现的不正常状态，并采取相应的措施进行调整以消除这种不正常状态。检查内容应包括工艺条件、设备状况及安全装置等方面。

7. 压力容器发生下列异常现象之一时，操作人员应立即采取紧急措施，按规定的报告程序，及时向有关部门报告：

（1）压力容器工作压力、介质温度或壁温超过规定值，采取措施后仍不能得到有效控制的。

（2）压力容器的主要受压元件发生裂缝、鼓包、变形、泄漏等危及安全现象的。

（3）安全附件失效，过量充装的。

（4）接管、紧固件损坏，难以保证安全运行的。

（5）发生火灾等直接威胁到压力容器安全运行的。

（6）压力容器液位超过规定，采取措施后仍不能得到有效控制的。

（7）压力容器与管道发生严重振动，危及安全运行的。

三、常用压力容器

由于容器的工艺用途不同其操作内容方法及注意事项也不尽相同，下面就常用压力容器的安全操作要求作简单介绍：

（一）高压灭菌器安全操作要求

1. 应由受过良好培训的人员负责高压灭菌器的操作和日常维护。

2. 预防性的维护程序应包括：由有资质人员定期检查灭菌器柜腔、门的密封性以及所有的仪表和控制器。

3. 应使用饱和蒸汽，并且其中不含腐蚀性抑制剂或其他化学品，这些物质可能污染正在灭菌的物品。

4. 所有要高压灭菌的物品都应放在空气能够排出并具有良好热渗透性的容器中；灭菌器柜腔装载要松散，以便蒸汽可以均匀作用于装载物。

5. 当灭菌器内部加压时，互锁安全装置可以防止门被打开，而没有互锁装置的高压灭菌器，应当关闭主蒸汽阀并待温度下降到80℃以下时再打开门。

6. 当高压灭菌液体时，由于取出液体时可能因过热而沸腾，故应采用慢排式设置。

7. 即使温度下降到80℃以下，操作者打开门时也应当戴适当的手套和面罩来进行防护。

8. 在进行高压灭菌效果的常规监测中，生物指示剂或热电偶计应置于每件高压灭菌物品的中心。最好在"最大"装载时用热偶计和记录仪进行定时监测，以确定灭菌程序是否恰当。

9. 灭菌器的排水过滤器（如果有）应当每天拆下清洗。

10. 应当注意保证高压灭菌器的安全阀没有被高压灭菌物品中的纸等堵塞。

（二）气体钢瓶的安全操作要求

实验室的气体钢瓶，主要是指各种压缩气体钢瓶，比如氧气瓶、氢气瓶、氮气瓶、液化气瓶等。气体钢瓶的危险主要是气体泄漏造成人员中毒或爆炸、火灾等使实验室房屋、仪器设备损坏或人员伤亡。

1. 气体钢瓶搬运、存放与充装的注意事项

（1）在搬动、存放气瓶时，应装上防震垫圈，旋紧安全帽，以保护开关阀，防止其意外转动和减少碰撞。

（2）搬运、充装有气体的气瓶时，最好用特制的担架或小推车，也可以用手平抬或垂直转动。但绝不允许用手握着开关阀移动。

（3）装车运输有气体的气瓶时，应视状况加以固定，避免途中滚动碰撞；装、卸车时应轻抬轻放。禁止采用抛丢、下滑或其他易引起碰击的方法。

（4）充装有互相接触后可引起燃烧、爆炸气体的气瓶（如氢气瓶和氧气瓶），不能同车搬运或同存一处，也不能与其他易燃易爆物品混合存放。

（5）气瓶瓶体有缺陷、安全附件不全或已损坏不能保证安全使用的，切不可再送去充装气体，应送交有关单位检查合格后方可使用。

2. 气体钢瓶使用原则

（1）储存气体钢瓶的仓库必须有良好的通风、散热和防潮的条件，电气设备（电灯、电路）都必须有防爆设施。

（2）气体钢瓶必须严格分类分处保管，不同品种的气体不得储存在一起（比如氧气和氢气不能放置在同一房间内）；直立放置时要固定稳妥；气瓶要远离热源，避免曝晒和强烈振动；一般实验室内存放的气瓶量不得超过 2 瓶，同时还应注意：

1）在钢瓶肩部，用钢印打出下述标记：制造厂、制造日期、气瓶型号、工作压力、气压试验压力、气压、试验日期及下次送验日期、气体容积、气瓶重量。

2）为了避免各种钢瓶在使用时发生混淆，储存各种常用气体的气瓶应该用不同规定的颜色来标志（见表 3-1），例如：氢气瓶用深绿色，氧气瓶用天蓝色，氮气瓶用黑色，氨气瓶用黄色等。特殊气体的气瓶可以用文字来标识以示区别。已确定的气瓶只能装同一品种甚至同一浓度的气体。混装气体会产生严重后果（或发生大爆炸，或损毁仪器设备，使检测样品数据不准）。

表 3-1 各种气体钢瓶标志

气体类别	瓶身颜色	字样	标字颜色	腰带颜色
氮气	黑	氮	黄	棕
氧气	天蓝	氧	黑	/
氢气	深绿	氢	红	红
压缩空气	黑	压缩空气	白	/
氨	黄	氨	黑	/
二氧化碳	黑	二氧化碳	黄	黄
氦气	棕	氦	白	/
氯气	草绿	氯	白	/
石油气体	灰	石油气体	红	/

（3）气体钢瓶上选用的减压器要分类专用。安装时螺扣要旋紧防止泄漏；开、关减压器和开关阀时，动作必须缓慢；使用时应先旋动开关阀，后开减压器；使用完毕后，先关闭开关阀放尽余气后，再关减压器。切不可只关减压器，不关开关阀。

（4）使用气体钢瓶时，操作人员应站在与气瓶接口处垂直的位置上。操作时严禁敲打撞击气体钢瓶并应经常检查有无漏气现象，注意压力表读数。

（5）氧气瓶或氢气瓶等，应配备专用工具，并严禁与油类接触。操作人员不能穿戴沾有各种油脂或易产生静电的服装、手套进行操作，以免引起燃烧或爆炸。

（6）可燃性气体和助燃气体气瓶，与明火的距离应大于 10m（距离不足时，可采取隔离等措施）。

（7）用后的气瓶，应按规定留 0.05MPa 以上的残余压力，可燃性气体应剩余 0.2～0.3MPa。其中氢气应保留 2MPa，以防止重新充气时发生危险，不可将气体用完用尽。

（8）各种气瓶必须由质量检验单位定期进行技术检验，严禁使用安全阀超期的气瓶。充装一般气体的气瓶一年检验一次，如在使用中发现有严重腐蚀或严重损伤的，应提前进行检验。

（9）实验室必须用专用储存柜储存气体钢瓶（图 3-21），或用专用气体钢瓶架固定（图 3-22）。储存柜及室内要有良好的通风、散热、防潮的条件，且不能混合储存不同种类的气瓶，尤其是会产生爆炸的气瓶。

（10）任何人使用气体钢瓶必须经过严格的上岗培训，且必须有技术人员在场指导，操作时必须严格按照操作规程进行。技术人员有责任把可能发生的危险和应急措施清楚地告诉使用者。由于不听劝阻，不遵守操作规程，未经上岗培训，擅自接通气源而发生危险的，由使用者自己负全责。

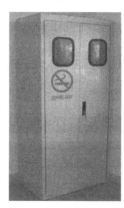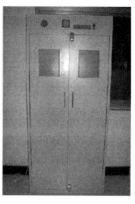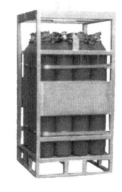

图 3-21　专用气体钢瓶储存柜　　　　　　图 3-22　专用气体钢瓶架

第四节　噪声和振动的安全与防护

一、噪声的危害与防护

噪声会损伤人的听力。一般实验室的噪声要求不大于 60dB，长时间在高强度的噪声环境中工作，会使实验人员听力受损。实验场所存在噪声危害的实验室应采用行之有效的新技术、新方法控制噪声。对于实验过程和设备产生的噪声，应首先从声源上进行控制，使实验者接触噪声声级符合相关标准的要求。采用相关技术措施整改后仍达不到相关标准要求的，应根据实际情况采取适宜的个人防护措施。

产生噪声的实验室与无噪声实验室、高噪声实验室与低噪声实验室应分开布置。在满足实验要求的前提下，宜将高噪声设备相对集中，并采取相应的隔声、吸声、消声、减振等控制措施。

产生噪声的实验室，应在控制噪声发生源的基础上，对实验室的建筑设计采取减轻噪声影响的措施，注意增加隔声、吸声措施。减小噪声的常用方法有消声器、防震垫、排风管、变频系统等，分述如下：

1. 消声器　其内部的很多孔洞是消音多孔材料做成的，利用声音在多孔性材料传播会被吸收，来降低噪声（图3-23）。

2. 防震垫　是丁橡胶材质，有吸震作用，在安装风机时，在风机的下面垫上防震垫，来降低噪声（图3-24）。

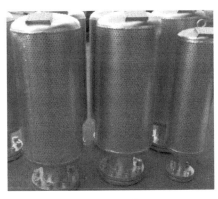
图 3-23　消声器

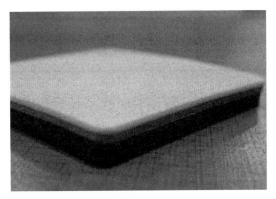
图 3-24　防震垫

3. 排风管　其粗细能影响到风管的噪声，声音在管道内振动产生噪声，粗的管道振动的声音消耗得比细的多，通风效果也比细的好（图3-25）。

4. 变频系统　能控制实验室通风柜的启动，不会在只需两台工作的情况下，全部的通风柜都要启动。变频系统很好地管理每台通风柜的启动，用一台就启动一台，不仅减少了噪声，还可节能（图3-26）。

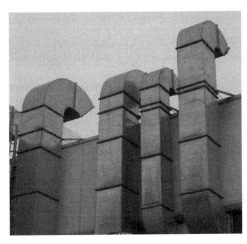
图 3-25　排风管

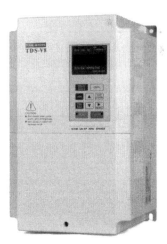
图 3-26　变频系统

5. 弯头　在风管处接弯头，噪声在通过弯头是折射、吸收，会有减弱，有助于减小噪声（图3-27）。

6. 隔声室　隔声室的天棚、墙体、门窗均应符合隔声、吸声的要求（图3-28）。

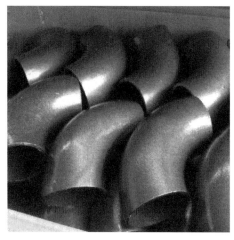

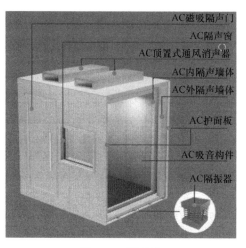

AC磁吸隔声门
AC隔声窗
AC顶置式通风消声器
AC内隔声墙体
AC外隔声墙体
AC护面板
AC吸音构件
AC隔振器

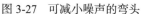

图 3-27　可减小噪声的弯头　　　　图 3-28　隔声室

二、振动的危害与防护

振动对人体的影响分为全身振动和局部振动。全身振动是由振动源（振动机械、车辆、活动的工作平台）通过全身的支持部分（足部和臀部），将振动沿下肢或躯干传布全身引起振动，局部振动是通过振动工具、振动机械或振动工件传向操作者的手和前臂。振动对人体的危害以局部振动为主，局部振动对人体的神经系统、心血管系统、肌肉和骨关节和听觉器官都会有损害，可能引起血压、心率和脑血管血流图异常，容易疲劳、注意力分散、骨节变形、骨质增生或骨质疏松，听力下降及神经衰弱等症状，长期受强烈振动影响，还可以引起肢端血管痉挛，上肢周围神经末梢感觉障碍等。全身振动一方面可以出现局部振动病症状，另一方面还可能出现头眩晕、呕吐、恶心、耳聋、胃下垂、焦虑等症状。

振动不仅影响和危害在振源附近的人员健康，而且还会通过地面传递到远处，造成对周围环境的干扰，成为一种公害。因此对于振动必须采取有效措施加以防治。首先应确认有振动问题的地点，找出振源，了解产生振动的原因，再研究降低振动的方法，实施最有效的措施。一般而言，解决振动问题可从两方面考虑，一是必须防止振动能量在振源和辐射能量的表面之间的传递；二是必须分散或减弱机器结构中某处的能量。前者称为隔振，后者称为减振。

1. 隔振　隔振（vibration isolation）是将振动源与基础或其他物体的刚性连接改成弹性连接，以隔绝或减弱振动能量的传递，从而实现减振降噪的目的。

2. 减振　金属薄板振动，如空气动力机械的管壁、机器的外壳、车体和船体等一般均由薄金属板制成，当设备运行时，这些薄板都会产生振动，进而辐射噪声，像这类由金属板结构振动引起的噪声称为结构噪声。对于这种结构噪声的有效控制方法，一是在设计上尽量减少其辐射面积，去掉不必要的金属板面；二是在金属结构上涂敷一层阻尼材料以抑制结构振动、减少噪声，这种减振方法称为阻尼减振（vibration damping）。

阻尼是指阻碍物体做相对运动，并把运动能量转变为热能的一种作用。一般金属材料如钢、铝、铜等固有阻尼都小，故金属结构的设施常常通过外加阻尼材料以增大阻尼，减少振动。

　　存在振动危害的实验室应采用新技术、新方法，尽可能避免产生振动，应首先控制振动源，使振动强度符合相关标准的要求。如果采用相关技术措施仍达不到要求的，应根据实际情况合理设计实验时间，并采取适宜的个人防护措施。

　　（1）实验室产生噪声及振动的常见仪器有超声波清洗仪、通风橱排风管、氮气发生器、气相色谱仪等（图3-29～图3-32）。

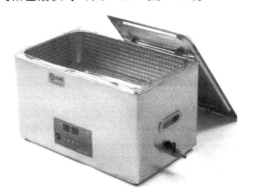

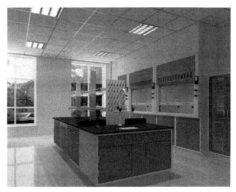

图 3-29　超声波清洗仪　　　　　　　　　　图 3-30　通风橱排风管

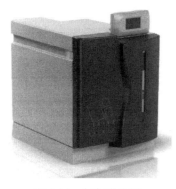

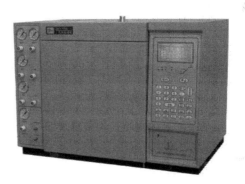

图 3-31　氮气发生器　　　　　　　　　图 3-32　气相色谱仪

　　（2）实验室布局防振

　　1）在选择实验室的建设基地时，应注意尽量远离振源较大的运输干线，以便减少或避免振动对实验室的干扰。

　　2）在总体布置中，应将所在区域内振源较大的设施（如空气压缩站）合理地布置在远离实验室的地方，此外还应注意压缩机活塞的运动方向，实验室应平行于活塞的冲程方向，如与其垂直，则振动影响将大大增强。

　　3）在总体布置中，应尽可能利用自然地形，以减少振动的影响。如可利用河堤将产生振动的建筑物和实验室隔开。如地面有起伏，可将产生振动的建筑物放在低处利用土堆来减小影响。如地面高度差在 2m 以上时，则可将产生振动的建筑物布置在高处，振动由上往下传播，振动波经过土层而衰减，此时可适当减少水平防振间距。

　　4）在总体布置及进行实验室单体建筑的初步设计时，均应首先了解所在区域内各振源特点，并同有关部门的主管人员联系，经全面考虑和研究决定采取何种防振措施。

第四章　辐射安全与防护

一、常见放射性物质种类

放射性物质是指含有放射性核素、放射性比活度大于 7.4×10^4Bq/kg 的物质。放射性物质能不断地、自发地放出肉眼看不见的 α、β、γ 等射线的物质。这些物质含有一定量的天然或人工的放射性元素。放射性物质所具备的放射能被广泛地应用于工业、农业、医疗卫生等诸方面，具有重要的价值。但是，人和动物如果受到这些射线的过量照射，会导致放射性疾病，严重的甚至死亡。某些化学物质（感光材料）等受到这些射线的影响，会发生变质。

通俗地讲，放射性物质就是含有放射性核素，并且物质中的总放射性含量和单位质量的放射性含量均超过免于监管的限值的物质（表4-1）。目前国家规定的豁免值是指不超过国家标准《放射性物质安全运输规程》（GB 11806-2004）中放射性核素的基本限值。

表 4-1　放射性物质

放射性核素	物理半衰期	放射性	应用
铯-137	30 年	1.5×10^6mCi	食质辐照器
钴-60	5 年	15 000mCi	癌症治疗仪
钚-239	24 000 年	600mCi	核武器
铱-192	74 天	100mCi	工业放射线照相术
氢-3	12 年	12mCi	出口标示
锶-90	29 年	0.1mCi	眼睛治疗仪
碘-131	8 天	15mCi	核医学治疗仪
锝-99m	6h	25mCi	诊断成像
镅-241	432 年	5μCi	烟雾探头
氡-222	4 天	1pCi/L	环境级别

放射性物质按物理状态分类，有固体、晶粒、粉末、液体、气体等几种。按质种分类，有放射性同位素、放射性化学试剂和化工制质、放射性矿石和矿砂、涂有放射性发光剂的工业成质。根据放射性物质的特性和危害程度，可将其分为一类、二类、三类放射性物质（图4-1）：

一类放射性物质，是指Ⅰ类放射源、高水平放射性废物、乏燃料（经受过辐射、使用过的核燃料），等释放到环境后对人体健康和环境产生重大辐射影响的放射性物质。

二类放射性物质，是指Ⅱ类和Ⅲ类放射源、中等水平放射性废物等释放到环境后对人体健康和环境产生一般辐射影响的放射性物质。

三类放射性物质，是指Ⅳ类和Ⅴ类放射源、低水平放射性废物、放射性药物等释放到环境后对人体健康和环境产生较小辐射影响的放射性物质。

放射性物质的具体分类和名录，由核安全监管部门会同公安、卫生、海关、交通运输、核工

放射性物质　　　　放射性物质　　　　放射性物质
（一类）　　　　　（二类）　　　　　（三类）

图 4-1　放射性物质级别分类

业等行业主管部门制定。放射性物质的包装、储存和运输，必须按国家规定严格执行。

二、放射性物质对人体的危害

1. 放射性危害的来源　化学实验室的放射性危险主要有两个方面的来源：一是放射性物质，它属于危险化学品。二是从事 X 射线衍射分析的实验员很可能受到 X 射线的伤害。放射性物质辐射出来的射线和 X 射线被人体吸收后，对人体有害。这类辐射引起的伤害，目前无适当的治疗方法，主要是以预防为主。

2. 放射性物质对人体的危害　放射性物质不仅在其所在的局部起作用，而且对整个机体也有影响。放射性物质可以导致中枢神经系统、神经-内分泌系统及血液系统的破坏；可使血管通透性改变，导致出血及并发感染。上述现象严重地破坏了机体的生活功能而使生命活动停止。

放射性物质侵入机体的途径与工业毒物一样，最常见的是呼吸道，其次为消化道。放射性物质经皮肤、皮下和静脉侵入也有实际意义，某些气态的放射性物质（氡、氚等）可经未损伤的皮肤侵入体内。放射性物质直接进入血液时毒性最大，进入皮下时较小，经口进入时最小。

机体中不同数量和不同状态的放射性物质会逐渐排出体外。以胃肠道为主，其次为肾脏。气体状态的放射性物质，大部分经呼吸道排出。有些放射性物质可以经过口腔黏膜、皮肤、汗腺、乳汁等排出，很多放射性物质容易通过胎盘传递。大部分放射性物质在侵入机体后的头几天就会排出体外，但也有相当数量的放射性同位素长期滞留于体内，即使在之后排出也很慢，有时甚至完全不排出，因而在体内形成长期照射源，对机体具有长期危害（图 4-2）。

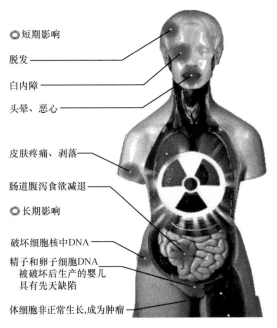

图 4-2　放射性物质对人体的影响

三、放射性物质的安全使用与防护

放射性防护是指避免或减弱放射性物质及其辐射伤害人体（或其他对象）的措施。一定量放射性物质进入人体后，既具有生物化学毒性，又能以它的辐射作用造成人体损伤，这种作用称为内照射；体外的电离辐射人体也会造成损伤，这种作用称为外照射。

辐射损伤是各种电离辐射（如 X 或 γ 射线、β 射线、α 射线和中子束等）引起电离、激发等作用而把能量传递给机体，造成各组织器官的病理变化，即各种电离辐射作用于人体所引起的各种生物效应的总称。

放射性防护又可分成内照射防护和外照射防护。内照射的防护方法主要是防止放射性物质通过消化系统、呼吸系统和破坏皮肤进入人体；外照射的防护方法主要是减少接触时间、远离放射源和采用不同屏蔽材料防护。分述如下：

1. 内照射防护 内照射与外照射的显著差别是，即使不再进行放射性物质的操作，已经进入体内的放射性核素仍然在体内产生有害影响。造成内照射的原因，通常是因为吸入放射性物质污染的空气，饮用放射性物质污染的水，吃了放射性物质污染的食物，或者放射性物质从皮肤、伤口进入体内。由于核素的种类不同、毒性不同，带来的危险程度也不同。因此，根据放射性核素摄入体内产生危害作用的大小和在空气中的最大容许浓度，把它们分成极毒、高毒、中毒和低毒四组。操作不同毒性的核素时，对操作设备和建筑物的设置地点等都有不同的要求。

内照射防护的基本原则是尽可能地隔断放射性物质进入人体的各种途径，采取的基本措施有：

（1）防止放射性物质经呼吸道进入人体内。基本防护措施是：①空气净化，通过空气过滤、除尘等方法，尽量降低空气中放射性粉尘或放射性气溶胶的浓度；②换气稀释，利用通风装置不断排出被污染的空气，并换以清洁空气；③密闭操作，把可能成为污染源的放射性物质放在密闭的手套箱或其他密闭容器中进行操作，使它与工作场所的空气隔绝；④加强个人防护，操作人员应带高效过滤材料做成的口罩、医用橡皮手套、穿工作服；在空气污染严重的场所，操作人员要带头盔或穿气衣作业。

（2）防止放射性物质经口腔进入人体内。

（3）严禁工作人员用可能被污染的手接触食物、衣服或其他生活用具。

（4）防止放射性物质不经过处理而大量排入江河、湖泊或注入地质条件差的深井，造成地面水或地下水源的污染。

（5）建立内照射监测系统：对工作环境和周围环境中的空气、水源和有代表性的农牧产品进行常规监测，以便及时发现问题，改进防护措施。

2. 外照射防护 外照射的特点是只有当机体处于辐射场中时，才会引起辐射损伤，当机体离开辐射场后，就不再受照射。对人体而言，外照射引起的辐射损伤主要来自 γ 和 X 射线、中子束，其次是 β 射线。由于 α 射线在空气中的射程短，能被一张纸或衣服挡住，一般说，α 射线不会造成外照射辐射损伤。外照射防护通常可采用下列三种方式：尽量缩短受照射时间，尽量增大与辐射源的距离，在人和辐射源之间加屏蔽物。

对于从事辐射性工作的人员应佩戴合格的防护设备（如辐射仪等）并保持安全距离（图 4-3），一旦手套和衣服被污染后，应立即更换，确保工作环境不受污染。

四、放射性物质的常规处理

放射性废物中的放射性物质，采用一般的物理、化学及生物学的方法都不能将其消灭或破坏，只有通过放射性核素的自身衰变才能使放射性衰减到一定的水平。许多放射性元

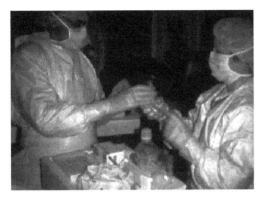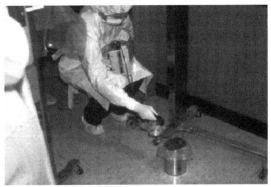

图 4-3　进行放射性物质实验时需穿戴合适的防护用品

素的半衰期十分长，并且衰变的产物又是新的放射性元素，所以放射性废物与其他废物相比在处理和处置上有许多不同之处。

1. 放射性废水的处理　处理方法主要有稀释排放法、放置衰变法、混凝沉降法、离子变换法、蒸发法、沥青固化法、水泥固化法、塑料固化法及玻璃固化法等。

2. 放射性废气的处理

（1）铀矿开采过程中所产生的废气、粉尘，一般可通过改善操作条件和通风系统得到解决。

（2）实验室废气，通常是进行预过滤，然后通过高效过滤后再排出。

（3）燃料后处理过程产生的废气，大部分是放射性碘和一些惰性气体，放射性碘可用碘过滤器，惰性气体可用过滤、吸附、洗涤和衰变储存等方法进行处理。

3. 放射性固体废物的处理　放射性固体废物主要是被放射性物质污染而不能再用的各种物体，一般通过焚烧、压缩、去污、包装来处理。

五、放射性物质泄漏事故的处理

当放射性物质的内容器受到破坏，使放射性物质可能扩散到外面，或剂量较大的放射性物质的外容器受到严重破坏时，必须立即通知当地公安部门和卫生、科学技术管理部门协助处理，并在事故地点划出适当的安全区，悬挂警告牌，设置警戒线等。

当放射性物质着火时，可用雾状水扑救；灭火人员应穿戴防护用具，并站在上风处向着火物品洒水，防止辐射和屏蔽材料（如铅）的熔化，但注意消防时不能用水过多，以免造成大面积污染。

当放射性物质沾染人体时，应迅速用肥皂水洗刷至少 3 次；灭火结束后参与救援人员要确定淋浴冲洗，使用过的防护用品应在防疫部门的监督下进行清洗或销毁。

（一）处理前的准备工作

1. 弄清事故类型，确定事故性质和危害范围。根据事故的类型、性质和造成事故的核素的毒性、活度，尽快估算出事故的危害和辐射场的强度，以作为处理事故方案的依据。

2. 制订处理事故的方案。根据事故的类型、辐射场强度、人力物力情况，制定出处理事故的具体程序和步骤，以及辐射场防护和监测方案。特别是人员在现场的停留时间，应做明确的规定，并且要坚决执行。对处理事故产生的废物也要做处理方案，不能因废物处理不当发生连锁反应，再造成新的事故。

3. 物资准备。如个人的防护用品、监测仪器、防护屏蔽材料、操作机械、化学去污药品等，在选择防护监测仪器时，注意它的性能、测量类型和范围。在强γ射线现场处理事故时，必须配带个人剂量报警器。

4. 人员准备。要选择对事故现场比较熟悉、技术比较熟练的有经验的人员去处理事故。所有工作人员，进入现场前要明确职责，明确任务，听从防护人员的指导，重要问题不要擅自处理。

5. 组织准备。在处理重大事故时，要成立专门领导机构。要有单位的主要负责人，公安、保卫人员，安全防护技术人员。领导机构的主要任务是指导现场处理工作，查清事故原因，确定事故性质，做出事故评价，总结经验教训，提出防范措施。另外要成立由安全防护人员组成的、分工明确的各项工作小组，在专家的指导下进行具体处理工作。

（二）一般原则

1. 首先应向上级主管部门和所在地区的卫生、公安部门报告。报告内容要说清楚事故发生的地点、时间，造成事故的核素，核素现有活度、危害程度和范围。重大事故和特大事故要立即报告卫健委和公安部。

2. 弄清事故发生的原因后，应立即采取措施防止事故继续发生和蔓延而扩大危害范围。

3. 处理事故时应首先采取措施保护工作人员和公众的生命安全，保护环境不受污染。如果遇到强放射源失去屏蔽或大的泄漏事故，首先要考虑撤离工作人员和公众，然后研究处理措施，并要保护水源、农作物及一切食物不受污染。如果遇到装放射性溶液的器皿破裂，放射性溶液正在外渗，应尽快把溶液移到完整的容器内。

4. 保护好现场。在采取应急措施时，应尽量保护好现场，尤其不要让无关人员进入，必要时，可用明显的标志划出禁区，设立岗哨。

5. 事故处理要及时、迅速、彻底，不留后患。尤其是污染事故，不能采取掩埋、封闭现场的方法处理。如果丢失放射性物质，要尽最大力量侦查破案，把放射性物尽快找回，防止流失在社会上造成后患。

6. 做好处理事故中的计量监测工作，防止在现场处理事故的人员受超剂量照射。如果必须接受应急照射时，要在安全防护人员监督下实行，必须控制在国家允许的剂量限值之下。在可以合理做到的范围内，尽量减少人员的照射。

7. 处理复杂的事故，必须在有资格的安全防护人员指导下进行。要讲究社会效益和经济效益，尽可能降低事故损失，保护好国家及公众的财产。

8. 对一次受照有效剂量当量超过 0.05Sv 的人员，应给予医学检查；对一次受照有效剂量当量超过 0.1Sv 者，应及时给予医学检查和必要的处理；对一次受照有效剂量当量超过 1.0Sv 者，应由放射性病临床部门负责处理。

第五章　实验室事故的防范与应急处理

一、实验室安全事故的分类

高校实验室是人才培养的重要基地，实验室安全是实施人才培养和科学研究的根本保证。高校实验室作为国家的科研基地，参与科技攻关研究多，科研任务重，使得实验室安全管理工作显得更加重要和突出，特别是在医学类和理工科院校的众多实验室中，拥有大批贵重精密仪器设备，使用各种化学试剂、易燃、易爆物品和剧毒物品甚至辐射物品，还有各种特种设备。一些实验需要在高温、高压或者超低温、真空、强磁、微波、辐射、高电压和高转速等特殊环境下进行，有些实验还会产生有毒有害物质。由此可见高校实验室安全状况复杂，加强安全管理非常重要。

在实验室安全事故中，人为因素占据主要地位。安全意识淡薄是导致实验室安全事故发生的重要原因，通常个人不安全行为和失误导致的事故占据较大比重。据资料介绍，实验室安全事故中由于人为因素引起的大约占98%。可见，人在事故发生和预防中起着决定性的作用。高校实验室安全事故按照发生概率和危害程度大小来分，主要有如下5种形式：

1. 火灾性事故　其发生具有普遍性，几乎所有的实验室都可能发生。酿成这类事故的直接原因是：①忘记关电源，或者在实验过程中，人离开实验室的时间过长，致使设备或用电器具通电时间长，温度过高引起着火；②操作不慎或者使用不当，使火源接触易燃物质，引起着火；③供电线路老化，超负荷运行，导致线路发热，引起着火。

2. 爆炸性事故　多发生在具有易燃、易爆物品和压力容器的实验室。酿成这类事故的直接原因是：①违反操作规程，引燃易燃物品，进而导致爆炸；②设备老化，存在故障或者缺陷，造成易燃、易爆物品泄漏，遇火花引起爆炸。

3. 毒害性事故　多发生在具有化学药品与剧毒物质的化学化工实验室和具有毒气排放的实验室。酿成这类事故的直接原因是：①违反操作规程，将食物带进有毒物品的实验室，造成误食中毒；②设备设施老化，存在故障或者缺陷，造成有毒物质泄漏或者有毒气体排放不出，酿成中毒；③管理不善，造成有毒物品散落流失，引起环境污染；④废水排放管路受阻或者失修，造成有毒废水未经处理而流出，引起环境污染。

4. 机电伤人性事故　多发生在有高度旋转或者冲击运动的机械实验室，或者要带电作业的电气实验室和一些有高温产生的实验室。酿成这类事故的直接原因是：①操作不当或缺少防护，造成挤压、甩脱和碰撞伤人；②违反操作规程或者因为设备设施老化而存在故障或者缺陷，造成漏电、触电或者电弧火花伤人；③使用不当，造成高温气体、液体伤人。

5. 设备损坏性事故　多发生在用电加热的实验室。酿成这类事故的直接原因是：由于线路故障或雷击造成突然停电，致使被加热的介质不能按要求恢复原来状态而造成设备损坏。

二、实验室常见安全警示标志

安全警示标志由图形符号、安全色、几何形状（边框）或文字构成，是向工作人员警示工作场所或周围环境的危险状况，指导人们采取合理行为的标志。安全警示标志能够提醒工作人员预防危险，从而避免事故发生；当危险发生时，能够指示人们尽快逃离，或者指示人们采取正确、有效、得力的措施，对危害加以遏制。安全标志不仅类型要与所警示的内容相吻合，而且设置位置要正确合理，否则就难以真正充分发挥其警示作用。熟悉了解各种安全标志，尤其是实验室安全标志，可提高我们对实验事故的安全防范能力。

根据《安全标志及其使用导则》（GB2894-2008），国家规定了四类传递安全信息的安全标志：禁止标志、警告标志、指令标志、提示标志，分述如下：

1. 禁止标志（prohibition sign） 除个别标志外，为白底、红圈、红杠、黑图案，图案压杠。禁止标志的形状为圆形、八角形、顶角向下的等边三角形。用于表示不准或制止人们的某种行为的图形标志，主色调为红色，传递禁止、停止、危险或提示消防设备、设施的信息（图5-1）。

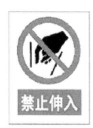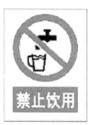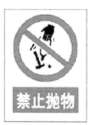

图 5-1　常见的禁止标志

2. 警告标志（warning sign） 颜色为黄底、黑边、黑图案，形状为等边三角形，顶角向上，以白色作为底色并搭配粗的红色边框。用于提醒人们注意周围环境可能发生危险的图形标志，传递注意、警告的信息（图5-2）。

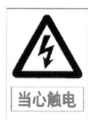

图 5-2　常见的警告标志

3. 指令标志（direction sign） 颜色为蓝底、白图案；形状分为圆形、长方形和正方形。用于强制或限制人们行为的图形标志，意即必须遵守，用来传递必须遵守规定的指令性信息，如"必须戴防护眼镜"、"必须戴防毒面罩"等（图5-3）。

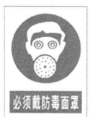

图 5-3　常见的指令标志

4. 提示标志（information sign） 颜色为绿底、白图案；形状有长方形和正方形。用于向人们提供某种信息（如标明安全设施或场所等）的图形标志，示意目标地点或方向，传递安全的提示性信息，如"饮用水"、"紧急洗眼装置"（图5-4）。

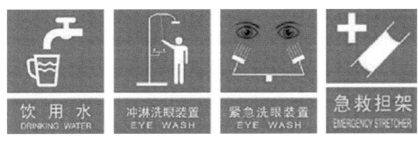

图 5-4 常见的提示标志

附：实验室常见安全警示标志（图 5-5 和图 5-6）

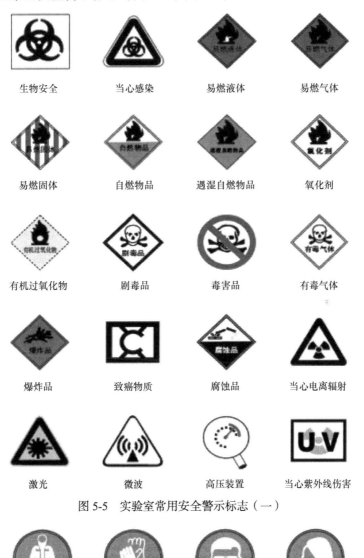

| 生物安全 | 当心感染 | 易燃液体 | 易燃气体 |

易燃固体　自燃物品　遇湿自燃物品　氧化剂

有机过氧化物　剧毒品　毒害品　有毒气体

爆炸品　致癌物质　腐蚀品　当心电离辐射

激光　微波　高压装置　当心紫外线伤害

图 5-5 实验室常用安全警示标志（一）

必须穿防护服　必须戴防护手套　必须戴防护眼镜　必须戴防护帽

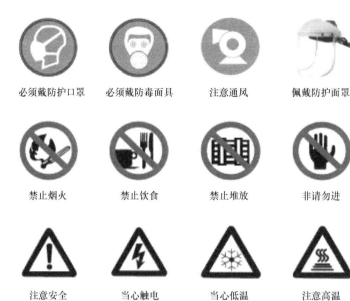

必须戴防护口罩	必须戴防毒面具	注意通风	佩戴防护面罩
禁止烟火	禁止饮食	禁止堆放	非请勿进
注意安全	当心触电	当心低温	注意高温
当心火灾	当心伤手	当心磁场	当心机械伤人

图 5-6　实验室常用安全警示标志（二）

三、实验室安全事故案例

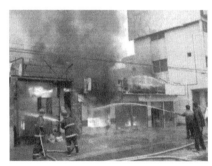

图 5-7　江苏省某高校化工楼一实验室发生火灾

1. 案例一　2001 年 5 月 20 日，江苏省某高校化工楼一实验室发生火灾，烧毁了该实验室全部设备。2001 年 11 月 20 日，某高校的一个化工实验室发生爆炸事故，造成 2 人重伤，3 人轻伤，其中 1 人生命垂危（图 5-7），更多火灾事故案例见第三章第二节。

2. 案例二　某高校化学实验室的李某在进行实验时候，往玻璃封管内加入氨水 20ml，硫酸亚铁 1g、原料 4g，加热温度 160℃。当事人在观察油浴温度时，封管突然发生爆炸，整个反应体系被完全炸毁，当事人额头受伤，幸亏李某当时戴防护面具，才仅受轻伤（图 5-8）。

3. 案例三　2016 年 9 月 21 日，某高校化学化工与生物工程学院一实验室发生爆炸，2 名学生受重伤（图 5-9）。

4. 案例四　2007 年 8 月 9 号晚 8 时，某高校实验室李某在处理一瓶四氢呋喃的时候没有仔细核对，误将一瓶硝基甲烷投到氢氧化钠中，过了 1min，试剂瓶中冒出了白烟。李某立即将通风橱玻璃门拉下，瓶口的烟变成黑色泡沫状液体。李某叫来实验室的一名博士后请教解决办法，即发生了爆炸，玻璃碎片将两人的手臂割伤（图 5-10）。

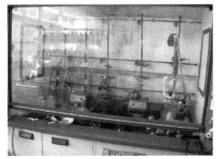
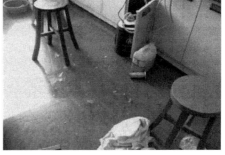

图 5-8　某高校化学实验室发生爆炸　　　图 5-9　某高校一实验室发生爆炸

四、实验室安全事故的防范措施

（一）火灾事故防范措施

见第三章第二节，在此不再阐述。

（二）爆炸性实验事故防范措施

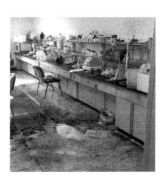

图 5-10　某高校一实验室发生爆炸

1. 实验室中发生爆炸的原因

（1）管理不善，在易爆物存放、搬运中受热源、光源、杂质（如酸、水氧化剂等）影响，或受到猛烈撞击、磨擦，引起易爆物品的爆炸。

（2）由于器皿内部与大气的压力差悬殊而发生爆炸。

（3）可燃气体、蒸气或粉尘与空气形成爆炸性混和物，遇明火或光引起爆炸。如氢气的纯度未检验，点火时爆炸就属常见；又如氯氢混和物是光照射而发生爆炸等。更危险的是可燃性蒸气（如乙醚）或粉尘散布于空气中，当达到爆炸极限时，遇明火能引起较大范围的爆炸。

（4）易爆物品与强氧化剂混和，由于剧烈氧化放热或受撞击而发生爆炸。有些危险物品如钾、钠、碳化钙等与水剧烈反应生成可燃气体并放出大量热，也可引起爆炸。

（5）研磨易爆物品，或易爆物中混进硬质固体（如砂粒）等，因撞击或磨擦而引起的爆炸。

（6）易爆物离火源较近可引起爆炸。

2. 如何防范实验室爆炸

（1）进行可能发生爆炸的实验和爆炸性实验，必须先熟悉药品的性能、爆炸条件和操作规程，并做好实验的安全防护措施。

（2）易爆物品必须存放在阴凉干燥处，应远离光源、火源、电源，不可与氧化剂、尖硬物质一起堆放。

（3）易爆物品的搬运和取用，不可受到猛烈撞击、振动和磨擦。

（4）实验中尽可能消除或减少可燃液体，易燃液体的蒸气或薄雾的产生及积聚。

（5）易爆有机溶剂，严禁倒入下水道，防止爆炸混合物的形成，减少其达到爆炸极限的概率。

（6）易爆物品的残渣，必须经妥善处理后销毁，不得任意乱丢。过氧化物丢弃前需用还原剂处理，或随用随配，过后立即销毁，以免形成易爆物质。

（7）严格控制着火源、切断爆炸传播途径，减弱爆炸压力和冲击波对人员、设备和建筑的损坏。

（8）确保防爆装置安全好用，爆炸开始就及时泄出燃爆压力。

（三）毒害性事故防范措施

毒害性事故多为危险化学品和剧毒物质中毒事故，引发此类事故的主要原因是实验人员安全意识淡薄，麻痹大意，常常存在侥幸心理。

1. 毒害性事故的一般预防措施

（1）使用替代药品。控制、预防化学品危害最理想的方法是不使用有毒有害和易燃、易爆的化学品，实验过程尽可能选用无毒或低毒的化学品替代已有的有毒有害化学品。例如用甲苯替代喷漆和涂漆中用的苯。

（2）实验环境的隔离与屏蔽。屏蔽就是通过封闭、设置屏障等措施，避免实验人员直接暴露于有害环境中。最常用的屏蔽方法是将使用的实验仪器设备完全封闭起来，使实验人员在操作中不接触化学品。隔离操作是把实验设备与操作间分隔开。

（3）实验室的通风。通风是排出实验场所中有害气体、蒸气或粉尘最有效的措施之一。借助于有效的通风设施，使实验场所空气中有害气体、蒸气或粉尘的浓度低于规定浓度，保证实验人员的身体健康，防止火灾、爆炸事故的发生。通风分局部排风和全面通风两种。对刚装修好的房间要进行经常性的换气，防止有毒气体浓度上升。

（4）做好个体防护。个人防护用品主要有头部防护器具、呼吸防护器具、眼防护器具、躯干防护用品、手足防护用品等（图 5-11）。

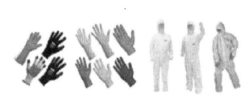
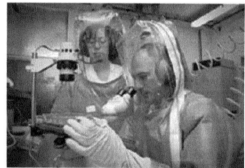
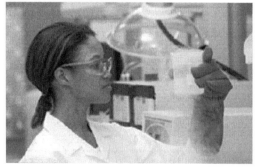
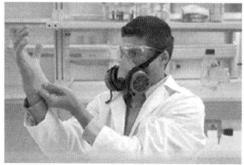

图 5-11　实验室常见防护设备及个人防护器具

（5）保持实验室环境卫生。保持实验室环境卫生包括保持实验场所清洁和实验人员的个人卫生两个方面。经常清洗实验场所，对实验废弃物、溢出物加以适当处置，保持实验台面清洁，也能有效地预防和控制化学品危害。实验人员应养成良好的卫生习惯，每次实验结束后都要彻底清洗身体，防止有害物附着在皮肤上，通过皮肤渗入体内。

2. 对从事有毒有腐蚀性毒品的实验人员必须加强化学毒性防护教育与管理，使他们全面了解毒物的性质，掌握在实验生产过程中存在的毒物的种类、物质、来源、泄漏及散发的条件，然后自觉选择合适的防护手段。

3. 保持实验室整洁整齐，实验物品分类摆放，特别是危险物品（易燃、易爆物品、有毒物品），脏乱差的实验室环境容易引发实验安全事故（图 5-12）

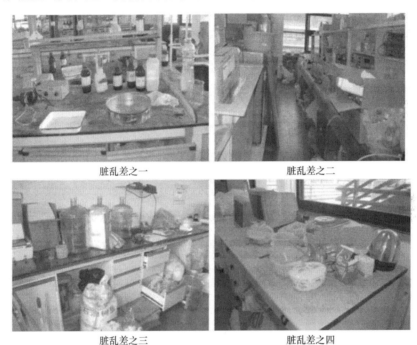

脏乱差之一　　　　　　　　　脏乱差之二

脏乱差之三　　　　　　　　　脏乱差之四

图 5-12　脏乱差的实验室环境容易引发安全事故

（四）腐蚀品事故防范措施

腐蚀是一种物理电化学变化，腐蚀的类型可分为湿腐蚀和干腐蚀两类。湿腐蚀指物品在有水存在下的腐蚀，干腐蚀则指在无液态水存在下的干气体中的腐蚀。由于大气中普遍含有水，实验室也经常处理各种水溶液，因此湿腐蚀是最常见的，但高温操作时干腐蚀造成的危害也不容忽视。

腐蚀品是指能灼伤人体组织并对金属等物品造成损坏的固体或液体。其化学性质比较活泼，能和很多金属、有机化合物、动植物机体等发生化学反应的物质。腐蚀品对金属、动植物机体、纤维制品等具有强烈的腐蚀作用。多数腐蚀品有不同程度的毒性，有的还是剧毒品。许多有机腐蚀物品都具有易燃性，如甲酸、冰乙酸、苯甲酰氯、丙烯酸等。许多腐蚀物品还具有氧化性，如硝酸、硫酸、高氯酸、溴素等。当这些物品接触木屑、食糖、纱布等可燃物时，会发生氧化反应，引起燃烧。腐蚀品与皮肤接触在 4 小时内可出现坏死现象，形成化学灼伤，对人体有一定危害。

实验室中常见的腐蚀品有硫酸、硝酸、氢氯酸、氢溴酸、氢碘酸、高氯酸，王水（浓硝酸∶浓盐酸=1∶3）等酸性腐蚀，以及氢氧化钠等碱性腐蚀品。我们在做相关实验时必须注意防范其对人体的危害。以下为实验室对腐蚀品的一般防范措施：

1. 存放腐蚀性物品时应避开容易被腐蚀的用品。注意容器的密封性并且应该保持实验室的内部通风。

2. 产生腐蚀性挥发性气体的实验室应该具有良好的局部通风或者全室通风。

3. 装有腐蚀性物品的容器必须采用耐腐蚀的材料制作，严格按照操作规程，在通风橱内操作。

4. 酸碱废液不能直接倒入下水道，应该经过处理达到安全标准之后才能排放，应经常检查，定期维修更换腐蚀性气体、液体流经的管道、阀门。

5. 搬运、使用腐蚀性物品时要穿戴好个人防护用品。若不慎将酸或碱溅到皮肤或衣服上，可用大量水冲洗。

6. 对散布有酸碱气体的房间内容易被腐蚀的器材，要设置专门防腐罩或采取其他防护措施，以保证器材不被侵蚀。

（五）生物安全事故防范措施

详见第一章。

1. 人员防护

（1）进入生物安全实验室都必须穿专用工作服（图 5-13），离开时必须更换衣服，不得将实验工作服带出实验室。

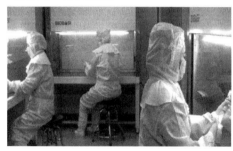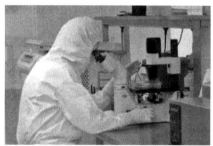

图 5-13 生物安全实验室防护服

（2）在可能接触到血液、体液及其他具有潜在感染性的材料或者动物的操作时，应戴上合适的工作手套。若手上皮肤有伤或出皮疹，也应戴手套。操作完毕之后，手套应先消毒再摘除，随后必须洗手。

（3）在实验完成后或处理感染性材料，以及在离开实验室工作区域前，都必须洗手。

（4）在处理危险材料，为了防止眼睛或者面部受到伤害，必须使用安全眼镜、面罩或者其他防护工具。

（5）严禁在实验室工作区域饮食、化妆及做与实验无关的事情。

（6）在实验室更衣室中，应将工作服与日常便服分开放置。

（7）定期接受预防接种和各种疫苗注射，实验室人员接种、注射疫苗的剂量要比一般人高。

2. 吸收或者清除手部感染 在处理生物危险材料的时候必须戴上手套，此外还需要经常洗手。在实验完成后与离开实验室前都必须洗手。通常用普通肥皂和清水彻底冲洗，但在高度危险的情况下，建议使用杀菌皂洗手。或者用酒精对手部进行消毒。

3. 废弃物的处置

（1）废弃物处理原则：废弃物是指将要丢弃的所有生物安全实验室的物品。在实验室内，废弃物最终的处理方式与其污染及清除的情况密切相关。大多数的玻璃器皿、仪器及实验服都需要重复使用。废弃物处理的首要原则是所有感染性材料必须在实验室内清除感染、高温灭菌或者焚烧。用以处理潜在感染性微生物或者动物组织的所有实验室物品，在被丢弃前应遵循以下原则：

1）按照规定程序对污染物进行有效的清除或者消毒。

2）对没有清除污染或者消毒的物品，按照规定的方式和要求请专业处理公司进行处理。

3）丢弃已经消除污染的物品时，应考虑到丢弃物对可能接触的人员造成的伤害。

（2）清除污染：高压蒸气灭菌是清除污染最常用的方式。需要清除污染并丢弃的物品应装在容器中，如根据内容物是否需要进行高压灭菌或者焚烧而采用不同颜色标记的可以高压灭菌的塑料袋，也可以采用其他可以杀灭微生物的替代方法。

（3）锐器的处理：皮下注射针头使用后不能重复使用，应将其完整地置于放锐器的一次性容器中，包括单独使用或者带针头使用的一次性注射器。放锐器的一次性容器必须是不易刺破且不能装太满。当达到容器的 3/4 时，应将其放入"感染性废物"的容器（医疗垃圾桶，图 5-14）中进行处理。如果实验室规程需要，也可以先进行高压灭菌处理，且感染性废物必须请专业公司处理。

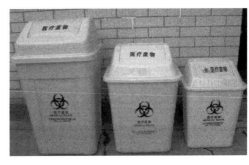

图 5-14 实验室使用的医疗垃圾桶

（4）紫外线灭菌灯的使用及注意事项

1）紫外线灭菌灯的使用：紫外线杀菌灯的紫外线光对人体照射会有一定的伤害，在开启消毒的时候注意室内所有人员必须离开。

2）注意与防护：主要防止紫外线对眼、脸部的辐射损伤。必要时可佩戴护目镜或防护面罩。

4. 生物安全事故的应急处理

（1）刺伤、切割伤或擦伤：受伤人员应当脱下工作服，清洗双手和受伤部位，使用适当的清洗剂，必要时去医院处理。应将受伤原因和受伤经过记录存档。

（2）潜在感染性物质的摄入：应脱下受感染人员的工作服并且尽快送医院处理，受伤原因、经过及感染性物质等情况记录存档。

（3）潜在危险性气溶胶的释放（在生物安全柜以外）：所有人员必须立即撤离相关实验区域，区域内所有人员都应该接受医学观察，并且应当立即报告实验室管理人员与学校主管部门，在一定时间内禁止人员进入。同时在实验室门口张贴"禁止入内"的醒目标志，一段时间后可以穿戴适当的防护服和呼吸保护装备，在生物安全专业人员的指导下清除污染物。

（4）容器破碎及感染性物质的溢出：在实验过程中，当容器发生破碎并有感染性物质溢出时，应当立即用布或纸巾覆盖受感染性物质污染的破碎物品。然后在上面倒上消毒剂进行相关处理。用于清理的器具（纸巾、抹布等）使用完放在污染性废弃物的容器中。

（5）未装可封闭离心桶的离心机内盛有潜在感染性物质的离心管破碎：关掉机器电源，让机器封闭一段时间，使气溶胶沉积，并及时报告实验室负责人。随后的所有操作应戴上手套，清理玻璃片的时候使用镊子。离心机内腔用适当浓度的消毒剂擦拭，用水清洗并干燥。

5. 个人逃生方法

（1）火灾的逃生方法详见第三章第二节。

（2）熟悉实验室的逃生路径、消防设施的使用方法（图 5-15）及自救逃生的方法，平时积极参与应急逃生演习。

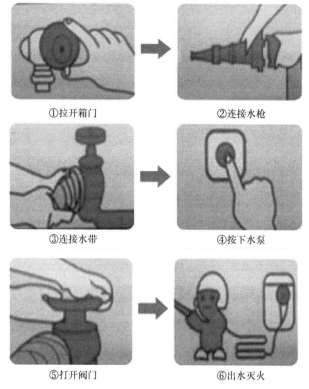

①拉开箱门   ②连接水枪

③连接水带   ④按下水泵

⑤打开阀门   ⑥出水灭火

图 5-15　消防水箱的使用方法

1）应保持镇静、明辨方向、迅速撤离，千万不要相互拥挤、乱冲乱窜，应尽量往楼层下面跑，若通道已被烟火封阻，则应背向烟火方向离开，通过阳台、气窗、天台等往室外逃生。

2）为了防止火场浓烟呛入，可采用湿毛巾、口罩蒙鼻，匍匐撤离。

3）禁止通过电梯逃生。如果楼梯已被烧断、通道被堵死时，可通过屋顶、天台、阳台、落水管等逃生，或在固定的物体上（如窗框、水管等）拴绳子，也可将床单等撕成条连接起来，然后手拉绳子缓缓而下。

4）如果无法撤离，应退居室内，关闭通往着火区的门窗，还可向门窗上浇水，延缓火势蔓延，并向窗外伸出衣物或抛出物件发出求救信号或呼喊，等待救援。

5）如果身上着了火，千万不可奔跑或拍打，应迅速撕脱衣物，或通过用水、就地打滚、覆盖厚重衣物等方式压灭火苗。

6）生命第一，不要贪恋财物，切勿轻易重返火场。

6. 实验室急救箱的配备　实验室急救箱内应配备碘伏消毒液、清洁湿巾、医用酒精棉片、医用脱脂棉球、过氧化氢溶液、硼酸溶液、碳酸氢钠溶液、创可贴、医用弹性绷带、医用纱布块、三角绷带、医用透气胶带、医用敷贴、卡扣式止血带、烧伤敷料、眼垫、洗眼液、瞬冷冰袋、人工细胞愈合膜、呼吸面罩、急救毯、一次性医用橡胶手套、敷料镊子、安全别针、圆头剪刀、手电筒、高频救生哨、急救手册、急救知识光盘等。

通过药品急救箱的配备可以在烧伤、烫伤、化学伤发生后进行紧急现场处理，减少对伤员的伤害，从而起到保护师生人身安全与财产安全的双重保护作用。

附录一 高校实验室安全与环境检查记录表

单位：_____　　　实验室名称：_____

检查项目	检查内容	执行情况	情况记录
安全教育	实验室安全管理规章制度挂墙		
	新生进入实验室前，进行了安全环保知识、技能的培训		
	其他人员进实验室工作前进行了安全环保知识教育		
实验室管理	实验室定期检查记录和安全检查记录		
	各实验室有相关安全负责人名牌，做好人员出入登记管制		
	安全与环保检查制度有落实，并按要求填写检查记录表		
	实验室有专人负责安全和设备管理工作		
	实验室按规定用电、用气，并做定期检测		
实验室整体环境及卫生状况	照明系统良好		
	室内保持整洁、无积水，走道通畅		
	物品器材放置有条不紊		
	紧急疏散标示及其他警示标示清楚		
	供电系统正常		
仪器及附属设备安全	大型仪器设备运行记录和事故情况记录齐全		
	设备按要求进行存放		
	有重要仪器设备操作规程及安全使用注意事项		
	设备（特别是特种设备）按规定定期检测、检查		
	使用大型仪器设备前经过常规培训		
	设备电线无裸露等情况		
化学品管理	有化学危险品安全使用规定及操作注意事项		
	危险化学品试剂按要求分类存放		
	无大桶试剂堆放，大量化学药品、有机溶剂混放等现象		
	有通风、防晒、降温、防火、防爆、泄压、防潮等安全措施		
	定期进行危险化学品储存安全测试、排除隐患		
	剧毒、高毒品按照有关规定进行购买、存放与使用，对以上危险物品的存量、流向、用途等有专人管理与记录		
安全防护	实验室相关人员进入实验室按规定使用防护用品		
	具备急救药品和防火、防灾急救设施		
	使用剧毒、放射类危险品时，有采取安全防护措施（穿防护服、佩戴手套、防护眼镜）		
消防安全	实验室内消防器材设备齐备、有效		
	灭火器放置场所有明显标识并定期检查部件、压强等		
	安全路线及安全门保持畅通无阻		
污染防治	配备了实验废弃物分类容器		
	实验室"三废"（废气、废液、废固）、动物尸体等标示清楚		

续表

检查项目	检查内容	执行情况	情况记录
污染防治	实验室"三废"（废气、废液、废固）、动物尸体等按要求分类收集、存放		
其他补充事项			

注：执行情况良好的为好；基本能够完成的为一般；基本不能够的为差的；并在情况记录中补充说明。若检查的实验室无此项，则在情况说明一栏上填"无"。

检查人：_____　　　　检查日期：_____

附录二　基础医学实验室安全简明手册

一、重 要 事 项

本实验室安全简明手册适用于基础医学实验室使用，目的在于为所有实验室使用者提供安全及健康的实验安全指引，减少以至完全消除在实验室内发生的危险。

（一）温馨提示

实验室一旦发生安全事故，要保持镇定，确定发生事故类型，及时拨打相应的报警电话，并立即向学校、研究院（或所在其他单位）安全保卫部或相关主管部门报告。

1. 应急措施注意事项　致电求助时应说明：①事故地点；②事故性质和严重程度；③求助人的姓名、位置及联系电话。

2. 发生紧急事故时，应以下列有限次序处置：①保护人身安全，即本人安全及他人安全；②保护公共财产；③保全学术资料。

3. 重要电话号码　①火警电话：119；②匪警电话：110；　③医疗急救电话：120；④所在单位安全保卫部门电话。

4. 实验室安全事故，同时报单位安全保卫部门或上级相关主管部门。

（二）常见安全警示标识

详见第五章。

二、一 般 安 全

（一）实验室一般安全工作须知

1. 实验室要指定一名安全责任人，负责实验室日常安全管理的监督、管理，及时排除安全事故隐患。

2. 实验室实行准入制度，凡是进入实验室工作的学生和工作人员必须参加实验室安全知识培训。

3. 进入实验室工作的学生和工作人员必须遵守各项安全管理规定，严格执行操作规程，做好各类记录。

4. 实验室门口需张贴安全信息牌和各类安全警示标识，并根据本实验室特点制定具体的安全管理制度、应急预案和操作规程，张贴或悬挂在醒目处；当信息发生变更时，需及时进行更新。

5. 实验室要有仪器设备使用的管理制度、操作规程及注意事项等；并根据仪器设备的性能要求，提供符合安装使用仪器设备标准的场所和技术维护措施，定期检查维护；操作人员需经培训并考核合格后方可持证上岗，按制定的安全操作规程进行实验。

6. 危险品[包括剧毒品及其废弃物、麻醉类药品、精神类药品、易燃易爆品、高致病性病原微生物菌（毒）种、放射性同位素及其废物、易制毒化学品等]需严格按照国家和学校的规定进行管理，领取保管、使用以及废弃物的处理等环节要有完整的、规范的记录，要定期对危险品进行全面的核对和盘查，做到账物相符。

7. 实验室的危险品必须存放在条件完备的专用储存柜内，化学性质或防火方法相互抵触的危险品不得在同一储存柜存放并保持足够的安全距离。

8. 储存、放置危险品的场所要加强安全保卫工作，要根据危险品的种类、性质采取适当的安全防护措施。

9. 实验室工作人员要按规范操作并做好个人防护。

10. 实验室需严格遵守国家环境保护的有关法规，按实验与设备管理部门处理流程分类，及时申请回收实验室废弃物，严禁随意排放。

11. 实验室要合理规划，整齐放置各类物品；地面需保持整洁和干燥；及时清理废旧物品，保持消防通道通畅，便于开关电源及取用防护用品、消防器材等；保持安全防护措施、设备的正常运用。实验楼内走廊，除灭火器材外，不准放置其他物品。

12. 实验室一旦发生火灾、爆炸以及危险品被盗、丢失、泄漏、严重污染和超剂量辐照等安全事故，需立即根据情况启动事故应急预案，并采取有效的应急措施，积极抢救；及时上报学校主管部门，防止事故扩大蔓延，把事故造成的损失减少到最低限度，切实保障师生人身和财产安全；必要时向当地公安、环保、卫生等行政主管部门报告，事故经过和处理情况应详细记录并存档。

13. 节假日及夜间等非工作时间，有实验任务的实验室需提前做好安排，向本单位提出开放申请，经单位领导批准才能开放，并做好人员进出登记工作；假期无实验活动的实验室，由本单位实施"封门"。

（二）实验室安全个人须知

1. 进入实验室前应先了解实验室的位置布局、潜在的安全隐患和应急救援设施的设置，清楚灭火器材、紧急喷淋器、洗眼器的位置，熟悉在紧急情况下的逃离线路和紧急撤离方法，铭记急救电话。

2. 严禁携带无关人员（尤其是儿童）进入实验室。

3. 学生必须在实验教师或实验技术人员的指导下，按操作规程进行实验。

4. 实验过程中实验人员不能穿拖鞋、短裤（女士不能穿裙子），必须穿长袖、过膝的实验服，需采取适当的安全防护措施，根据需求选择合适的防护用品；使用前，应确认其使用范围、有效期及完好性等，熟悉其使用、维护和保养方法。

5. 实验服应该经常清洗，不可穿已有污染的实验服进入办公室、会议室、食堂等公共场所。

6. 实验人员长发（过衣领）必须束起或藏于帽内。

7. 在实验室使用危险化学品、危险机器、紫外光照、激光设备及感染性生物制品，必须戴上适当的护目镜。

8. 操作、有毒物质或炙热物品时，必须戴上保护手套。

9. 在化学类实验室、高温场所不得佩戴隐形眼镜。

10. 实验室的一切化学药品严禁入口。使用移液管吸取化学试剂时应该用洗耳球，切勿使用嘴吸吮，以免吸入化学品。

11. 严禁在实验室一般冷藏柜储藏食物、饮料，如因研究所需需冷藏食品，应保藏于专门的冷藏柜内。

12. 禁止在实验室内吸烟、进食、睡觉、使用燃烧性蚊香，禁止使用明火和电暖器取暖；禁止放置与实验无关的物品；不得在实验室内喧哗、追逐和嬉闹。

13. 环境封闭的实验室不得由学生操作电器设备，严格执行电器安装使用规程，严禁私拉电线。

14. 实验过程中要集中精神，切勿赶工。凡开始任何新的或更改过的操作程序前，应先了解操作中所有物理、化学、生物方面潜在的危险，以及该采取哪些适当的安全措施；必要时需请教指导教师。

15. 对会产生有毒气体、烟雾及气雾等情况的实验，应在通风橱内进行。通过排风设备将毒气排到室外，以免污染室内空气。

16. 仪器设备运转过程中需派人轮流值守；需长时间连续工作的设备，应采取必要的防护措施并知会值班人员巡查时留意其安全状态。

17. 特殊岗位和特种设备需经过相关的培训后持证上岗。

18. 实验过程中人员不得脱岗，进行危险实验时需有 2 人同时在场并设有安全防护措施。临时离开实验室，应随手锁门。实验过程中发现安全隐患或发生各类实验室事故，应立即停止实验，并采取措施消除隐患；不得冒险作业，并将情况报告实验室安全责任人。

19. 严禁将实验室废弃物与生活垃圾混放，严禁往水槽中倾倒实验废弃液体。

20. 实验结束后，应及时进行清理桌面和废弃物；使用清洁剂及水彻底做好身体的清洁。最后离开实验室的人员，应关闭水、电、气。

三、消 防 安 全

（一）实验室常见火灾隐患

1. 易燃、易爆化学品存放或使用不当。

2. 消防通道堵塞，废旧物品未及时清理。

3. 用电不规范，线路老化、短路等。

4. 高温仪器设备长时间过载运行。

5. 实验过程中操作不当。

（二）火灾的预防

1. 加强实验室消防安全教育和安全应急演练。

2. 定期检查实验室安全管理工作，消除电、火、气、化学品等存在的火灾隐患。

3. 实验过程中严格按照操作规程进行，实验后及时回收处理废弃物。

4. 室内各类物品合理放置，保持消防通道的通畅。

（三）常见的灭火方式

灭火器是由压手、提手、保险销、压力表、筒体和喷嘴等部件组成，借助驱动压力将所充装的灭火剂喷出，达到灭火目的。实验室常见灭火器主要有干粉灭火器、二氧化碳灭火器和泡沫灭火器。此外也常用水、沙土、灭火毯等灭火方式。

1. 灭火器使用方法　一提、二拔、三压、四扫。

（1）提起灭火器到火灾现场。

（2）拔掉灭火器把上的保险销。

（3）一手握住喷射软管，另一手压下压把。

（4）将喷嘴对准火焰根部扫射。

2. 消防栓的使用方法 ①拉开箱门；②连接水枪；③连接水带；④按下水泵；⑤打开阀门；⑥出水灭火。

3. 灭火方式的适用范围

（1）干粉灭火器：适用于固体有机物质、液体或熔化固体、可燃气体燃烧引起的火灾；不适用于钠、钾、镁等金属燃烧引起的火灾。

（2）泡沫灭火器：主要适用于固体物质、油制品、油脂等引起的火灾；一般不适用于电器引起的火灾。

（3）二氧化碳灭火器：主要适用于液体或可熔化固体燃烧、可燃气体燃烧、电器引起的火灾；不适用于钠、钾、镁等金属燃烧引起的火灾。

（4）水：适用于除化学品或带电设备以外引起的大部分火灾。

（5）沙土：适用于一切不能用水扑救的火灾。

（6）灭火毯：主要用于企业、商场、船舶、汽车、民用建筑物等场合的初期火灾。

四、水 电 安 全

（一）用电安全

1. 用电安全须知

（1）实验室工作人员必须时刻牢记"安全第一，预防为主"的方针和"谁主管，谁负责"的原则，做好实验室用电安全工作。

（2）实验室电路容量、插座等应满足仪器设备的功率需求；大功率的用电设备需单独拉线，严禁超负荷用电。

（3）使用电器设备前先检查用电设备，了解其性能，确认设备状态完好后，方可接通电源；使用电器设备时，应保持手部干燥，按操作规程操作；使用结束后，先关闭设备，再关闭电源。

（4）使用电器设备时，当手、脚或身体沾湿或站在潮湿的地板上时，切勿启动电源开关、触摸通电的电器设施。

（5）实验室人员如离开实验室或遇突然断电，应关闭电源，尤其要关闭加热设备的电源开关。

（6）对于长时间不间断使用的电器设备，需采取如通风、散热、防尘、防潮等必要的预防措施；若电器设备发生过热现象或出现焦糊味时，应立即关闭电源。

（7）电源或电器设备的保险丝烧断后，应先检查保险丝被烧断的原因，排除故障后再按原负荷更换合适的保险丝，不得随意加大或用其他金属线代替。

（8）实验室内电器设备应有良好的散热环境，远离热源和可燃物品；如有裸露电线头，应设置安全罩；需接地线的设备确保电器设备接地、接零良好，以防发生漏电、触电事故。

（9）电器设备或电源线路应由专业人员按规定装设，不得擅自拆、改电气线路、修理电器设备；不准乱拉、乱接电线；严禁在实验室内使用电炉、电加热器取暖和实验工作以外的其他用电；不准使用闸刀开关、木质配电板和花线等。

（10）存在易燃易爆化学品的场所，应避免产生电火花或静电，以免引发火灾事故。

（11）发生触电事故或电器火灾时，首先要切断电源，或用绝缘物体将电线与触电者分离，再实施抢救和用水或灭火器灭火；在无法断电的情况下应使用干粉、二氧化碳等不导电灭火剂扑灭火焰。

（12）严格执行学校关于用电方面的规章制度。对于高电压、大电流的危险区域，应设立警示标识，不得擅自进入。

2. 触电事故预防措施

（1）直接触电的预防：它是防止人体触及或过分接近带电体造成触电事故以及防止短路、故障接地等电气事故的主要安全措施。

1）绝缘措施：用绝缘物把带电体封闭起来。

2）屏护措施：采用遮拦、护罩、护盖箱闸等把带电体同外界隔绝开来。凡是金属材料制作的屏护装置，应妥善接地或接零。

3）间距措施：保证必要的安全距离。

（2）间接触电的预防措施

1）加强绝缘：采用双重绝缘或另加总体绝缘，即保护绝缘体以防止通常绝缘损坏后的触电。

2）电气隔离：采用隔离变压器或具有同等隔离作用的发电机，使电气线路和设备的带电部分处于悬浮状态。即使线路或设备的工作绝缘损坏，人站在地面上与之接触也不易触电。

3）自动断电保护：在带电线路或设备上采取漏电保护、过流保护、过压或欠压保护、短路保护、接零保护等自动断电措施，当发生触电事故时，在规定时间内能自动切断电源起到保护作用。

（3）其他预防措施

1）加强用电管理，建立健全安全工作规程和制度，并严格执行。

2）使用、维护、检修电器设备，严格遵守有关安全规程和操作规程。

3）必须带电工作时，应使用各种安全防护工具，并设专人监护。

4）对各种电器设备按规定进行定期检查，及时维修更换故障设备。

5）根据生产现场情况，尽量使用 12~36V 的安全电压。

（二）用水安全

1. 了解实验楼自来水各级阀门的位置。

2. 水龙头或水管漏水、下水道堵塞时，应及时联系维修、疏通。

3. 水槽和排水渠必须保持畅通。

4. 杜绝自来水打开而无人监管的现象。

5. 定期检查冷却水装置的连接胶管接口和老化情况，及时更换，以防漏水。

6. 需在无人状态下用水时，要做好预防措施及停水、漏水的准备。

五、化学品安全

（一）化学品采购

根据政府相关主管部门文件要求，制定适合本单位实验室的危险化学品（剧毒、易制毒、易制爆等化学品）和管制类药品（麻醉类、精神类药品）的管理规定。任何人不得通过非法途径购买（获取）、私下转让危险化学品和麻醉类、精神类药品。

（二）化学品保存

1. 一般原则

（1）存放化学品的场所必须整洁、通风、隔热、安全、远离热源和火源。

（2）实验室不得大量存放或囤积试剂，特别是易燃、易爆、强氧化剂等危险化学品；化学品应密封、分类、合理存放，切勿将不相容的、相互作用会发生反应的化学品混放。

（3）所有化学品、配制试剂需存放在专业试剂柜内，并贴上清晰的清单。储存于冰箱的试剂需以密封容器盛载，再置于防漏托盘上。

（4）所有存放化学品、配制试剂的容器不能出现生锈、泄漏、损坏等现象，必须有清楚的标签。标签上必须明确注明药品名称、危险等级、包装类别、属性描述（例如易爆、腐蚀、有毒等）等信息；配制的试剂、反应产物等应有名称、浓度或纯度、责任人、日期等信息。杜绝标签缺失、新旧标签共存、标签信息不全或不清等混乱现象。

（5）实验室需定期检查所储存的化学品并及时更新化学品台账，及时清理废旧化学品。

2. 危险品分类存放要求

（1）剧毒化学品、麻醉类和精神类药品需存放在不易移动的保险柜或带双锁的冰箱内，实行"双人保管、双人收发、双人双锁、双人记帐、双人使用"的五双制度，并切实做好相关记录。

（2）易爆品应与易燃品、氧化剂隔离存放，宜存于20℃以下，最好保存在防爆试剂柜、防爆冰箱内。

（3）腐蚀品应放在防腐蚀试剂柜的下层；或下垫防腐蚀托盘，置于普通试剂柜的下层。

（4）还原剂、有机物等不能与氧化剂、硫酸、硝酸混放。

（5）强酸不能与强氧化剂的盐类（如高锰酸钾、氯酸钾等）混放；遇酸可产生有毒气体的盐类（如氯化钾、硫化钠、亚硝酸钠、氯化钠、亚硫酸钠等）不能与酸混放。硝酸（含氮元素的酸）和其他酸也应该分别存放。

（6）易产生有毒气体（烟雾）或难闻刺激气味的化学品应存放在配有通风吸收装置的试剂柜内。

（7）金属钠、钾等碱金属应储存于煤油中；黄磷、汞应储存于水中。

（8）易水解的药品（如乙酸酐、乙酰氯、二氯亚砜等）不能与水溶液、酸、碱等混放。

（9）卤素（如氟、氯、溴、碘）不能与氨、酸及有机物混放。

（三）化学品的使用

1. 一般化学品的安全使用

（1）实验室应对所用药品编制化学品安全技术说明书（MSDS），以供实验者实验之前查阅，了解化学品特性，采取必要的防护措施。

（2）使用操作危险品时，请务必遵守操作守则或操作流程进行实验，切勿自行更换实验流程。在能够达到实验目的的前提下，尽量少用危险品，或用危险性低的物品替代危险性高的物品。

（3）使用化学品时，保持工作环境通风良好；不能直接接触药品，不能品尝药品味道，不能把鼻子凑到容器口嗅闻药品的气味。

（4）严禁在开口容器或密闭体系中用明火加热有机溶剂，不得在烘箱内存放干燥易燃有机物。

（5）实验人员应佩戴防护眼镜、穿着合身棉质白色工作服、长衣长裤、袜子及采用其他防护措施。

（6）使用碱金属（钠、钾等）时，应在避免与水或含水试剂混合。

2. 管制药品的安全使用

（1）剧毒化学品、麻醉类和精神类药品等管制药品实行"五双"管理制度，即"双人保管、双人双锁、从人收发、双人记帐、双人使用"为核心的安全管理制度。

（2）管制药品保管实行责任制，"谁主管、谁负责，谁使用、谁负责"，责任到人。管制药品需保管在不易移动的专用保险柜或带双锁的冰箱内，严防发生被盗、丢失、误用及中毒事故。

（3）使用管制药品时应落实各项安全措施，必须佩戴个人防护器具，在通风柜中操作，做好应急处理预案。

（4）学生使用管制药品必须由老师带领，临时工作人员不得使用管制药品。领取和使用时需要详细做好记录。

（5）管制药品不得私自转让、赠送、买卖。任何人不得通过非官方以外的渠道私自获得剧毒品。各单位之间若需要相互调剂剧毒品，必须经过学校相关主管部门的审批。

六、生物医学安全

（一）生物医学安全管理内容

1. 各生物实验室应结合本实验室特点，有针对性地制定安全管理制度并严格落实。不同等级的生物安全实验室应配备相应的生物安全柜。

2. 实验前需先熟悉所涉及内容的相关安全知识，任何涉及使用危险材料的实验均需采用安全设备，在实验前应检查安全设备是否能够正常使用，如有问题应及时修理，修好之前不要急于做实验。

3. 各生物实验室应制订对本实验室紧急情况的应急方案，发现任何事故或异常情况，无论大小都必须向实验室负责人报告并立即采取有效的应急措施控制影响范围，处置完成后应将处理过程详细记录并存档。

（二）实验室准入规定

1. 实验室门口需有生物危害警示标识（如附图 1 所示），并保持关闭，未经管理人员许可不得入内。

2. 从业人员须经过省卫生或农业部门组织的生物安全培训，取得《实验室生物安全培训合格证书》，严格遵守实验操作规程，持证上岗；经实验室安全培训并通过考试的实验人员才能进入实验室工作区域。

3. 不得将与实验无关的人员及实验动物带入实验室。

4. 实验室工作区内的任何地方都不得储存食品及饮料。

附图 1　生物危害警示标识

（三）实验操作规范

1. 微生物安全管理

（1）涉及病原微生物的实验，需在相应等级的生物安全实验室内开展；生物安全实验室分为 BSL-1、BSL-2、BSL-3、BSL-4 四个级别，其中 BSL-4 防护要求最高（详见第一章第二节）。

（2）实验过程中必须严格按操作规程使用移液器，任何有形成气溶胶可能性的操作都必须在生物安全柜里进行，切勿将液体、标签等实验物品放入口中或舔舐。

（3）在进行所有样本、培养物的相关操作时都应戴手套，切勿用戴手套的手触摸皮肤，特别是眼、鼻、口或其他暴露的黏膜。当手套被污染时应立即脱掉，清洗双手，更换新手套。禁止戴着手套在实验室来回走动或将手套带出实验室。

（4）实验室在相关实验活动结束后，及时将病原微生物菌（毒）种和样本就地销毁或者送交保藏机构保管，实行"双人双锁、双人收发"，做好菌（毒）种和生物样本的采购、保藏、使用、销毁记录。

（5）定期对可能接触病原微生物的实验场所、物品、设备等进行消毒杀菌。

（6）所有样本、培养物和废弃物需先在实验室进行有效灭菌（灭活）后方可送储。

（7）实验室发生高致病性病原微生物泄漏时，实验室工作人员应当立即采取控制措施，防止高致病性病原微生物扩散，并同时向负责实验室感染控制工作的机构或者人员报告。

2. 实验动物管理

（1）实验动物需向具有《实验动物生产许可证》的单位购买，索要动物质量合格证明书；遵循"3R"（即"减少、代替、优化"）原则，尽可能用别的方法或用低等动物代替高等动物。

（2）实验动物购入后到实验使用前必须饲养于持有《实验动物使用许可证》的动物房内，专人管理，严禁在其他场所进行。

（3）所有动物必须在尺寸适中而卫生的笼子或鱼缸内饲养，并定期用消毒剂清洁。每天更换垫料，并对使用过的垫料适当处置。

（4）对于不同来源、品种、品系的实验动物，或同一来源、相同品种、品系而用于不同实验目的的实验动物，必须分开饲养。患病和受感染的动物也应与其他动物隔离。

（5）饲养动物、清理笼子和鱼缸及进行实验时，必须戴上防护手套。

（6）实验人员应避免长时间暴露于过敏物质中，例如动物的毛皮、羽毛、昆虫的粪便和毛发等。

（7）处理动物的实验工作台在使用后应彻底消毒，且不可作其他用途。

（8）实验中要爱护动物，不得任意肢解、虐待和采取其他野蛮的方式对待动物，尽量减少动物的痛苦。处理动物后应用清洁剂彻底洗手。

（9）在实验中应尽可能减少利器的使用，应尽可能使用替代品。包括针头、玻璃、一次性手术刀在内的利器应在使用后立即用牢固、厚实的锐器盒等容器中妥善包装，尖利物容器应在内容物达三分之二前更换。

（10）实验完毕后，需用黄色专用塑料袋对实验动物的尸体和器官进行包装分类收集，储存在专门的冷藏柜内，统一回收，集中处理，任何人不得随意丢弃、食用和出售。

七、辐 射 安 全

（一）X射线的危害

X射线照射生物体时，与机体细胞、组织、体液等物质相互作用，引起物质的原子或分子电离，因而可以直接破坏机体内某些大分子结构，如使蛋白分子链断裂、核糖核酸或脱氧核糖核酸的断裂、破坏一些对物质代谢有重要意义的酶等，甚至可直接损伤细胞结构。X射线还可以通过电离机体内广泛存在的水分子，形成一些自由基，通过这些自由基的间接作用来损伤机体。

（二）防护原则

1. 辐射实践的正当化 X射线检查必须确实具有适应证，凡不能对患者带来诊断与治疗意义的照射就不能进行，此即正当化。

2. 辐射防护的最优化 在考虑到患者诊断与治疗效益的因素下，所有的照射应保持在合理的、尽可能低的水平。

3. 遵照防护外照射的3个原则 即缩短照射时间、增大与线源距离、设置屏蔽防护。

4. 固有防护为主与个人防护为辅。

5. X射线工作人员与被检者防护兼顾。

6. 合理降低个人受照剂量与全民检查频度。

（三）X射线防护的具体措施

1. 提高有关人员的辐射防护知识水平。

2. 适当的检查方法和正确的临床判断。

3. 采用恰当的X射线照射量与质。

4. 认真控制照射野范围。

5. 注意非摄影部位的屏蔽防护。

6. 提高图像接受介质的灵敏度。

7. 避免操作失误，减少重拍率。

8. 严格执行辐射安全操作规则。

9. 严格控制3个月内X射线照射剂量当量不超过1.3mSv。

（四）实验室及设备的防护要求

1. 实验室宜较大，并有通风设备，尽量减少放射线对身体的影响，就200Ma X射线机而论，机房面积不得小于$36m^2$。实验室墙壁应有一定厚度的砖、水泥或铅皮构成，以达防护目的。

2. X射线球管置于足够厚度的金属套内，球管套的窗口应有隔光器作适当的缩小，尽量减少原发射线的照射。X射线通过人体投照于荧光屏上，荧光屏的前方应有铅玻璃将原发X射线阻挡周围以金属板完全封闭，可减少散射线。

3. 应对聘请有资质的机构对实验室环境进行相应的安全检查。

（五）实验室人员的防护

1. 工作人员不得将身休任何部位暴露在原发X射线之中，尽可能避免直接用手在透视下操作，例如骨折复位、异物定位及胃肠检查等。

2. 需使用各种防护器材，如铅橡皮手套、铅围裙及铅玻璃眼镜等。利用隔光器使透视野尽量缩小，毫安尽量降低，曝光时间尽量缩短。透视前应该有充分的暗适应用，以便用最短时间，得到良好的透视影像。

3. 操作间也要避免接触散射线，操作间与机房之间的窗口必须装置铅玻璃。

4. 工作人员工作期间必须接受辐射剂量的监控与监测。

5. 定期进行健康检查。

6. X射线设备的操作必须在屏蔽防护合格的情况下进行。

7. 严格进行剂量限制控制，一年内不得超过5.0mSv。

（六）防辐射注意事项

1. 用铅制罐、铁制罐或铅铁组合罐盛装。

2. 实验操作人员必须做好个人防护，工作完毕后必须洗澡更衣。

3. 严格按照放射性物质管理规定管理放射源。

八、激 光 安 全

（一）激光安全防护

1. 激光箱及控制台上应张贴警示标识，让进入实验室的人员能清楚看到。

2. 使用者必须经过相关培训，严格按照操作程序进行实验；操作期间，必须有人看管。

3. 进行激光实验前，应除去身上所有反光的物品（如手表、指环、手镯等），避免激光光束意外折射，造成伤害。

4. 必须在光线充足的情况下进行激光实验，并采取必要的防护措施，切勿直视激光光束或折射光，避免身体直接暴露在激光光束之中。

5. 使用者上岗前，必须接受眼部检查，并定期复查（1次/年）。

6. 注意防止激光对他人的伤害。

（二）激光危害

1. 人眼的危害

（1）人眼暴露在激光下会受到伤害，激光对用户眼睛的伤害取决于激光的波长和输出功率大小：可见光（400～700nm）和近红外（700～1400nm）光束能够透过瞳孔聚焦于视网膜，从而对视网膜、视神经和眼睛的中心部分造成不可逆转的损害。

（2）波长范围在400～700nm的光（紫色光和红色光）不会给人眼造成伤害，不幸的是，波长接近1400nm的光也能能够穿透眼睛，给视网膜和视神经带来很大威胁。

（3）非近红外波长的不可见光会给眼睛的外部造成损伤，紫外线辐射（180～400nm）会伤害角膜和晶体，中红外辐射（IR-B，1400～3000nm）可能穿透眼睛表面造成白内障，远红外光（IR-C，3000nm～1mm）可损坏眼睛的外表面或角膜。

应该注意各种角度的二次光束，二次光束可能存在于工作表面或附近，它是主光束经过各种表面的镜面反射形成的。虽然二次光束比激光器发射的总能量要小，但其强度也会足以给眼睛造成伤害，因此，在激光系统的安装过程中应该给予注意。

2. 其他危害

（1）激光系统可能会烧伤皮肤，烧伤的严重程度与激光的波长和功率有关。

部分激光系统属于大型系统的一部分，处于激光区域的操作人员和其他人员应该格外小心。

（2）部分激光的强度足以烧毁衣服、纸张，或者引燃溶剂及其他可燃性物质。在使用激光系统时必须注意。

（3）高功率激光器的使用过程中可能存在高温或熔化的金属片，在实际使用过程中应该当心高温碎片的产生。

3. 电气危害　激光产品使用的电压（包括直流和交流）通常较高，因而对于所有电缆和连接处不得产生麻痹思想，应时刻提防电缆、连接器或设备外壳是否存在危险。

九、仪器设备安全

（一）总则

1. 使用设备前，需了解其操作程序，规范操作，采取必要的防护措施。

2. 对于精密仪器或贵重仪器，应制定操作规程，配备稳压电源、UPS 不间断电源，必要时可采用双路供电。

3. 设备使用完毕需及时清理，做好使用记录和维护工作。设备如出现故障应暂停使用，并及时报告、维修。

4. 对于压力容器（满足三个条件的设备：最高工作压力大于等于 0.1MPa，压力与容积乘积大于等于 2.5MPa，盛装介质为气体、液化气体或最高工作温度高于等于标准沸点的液体）使用时需注意：

（1）启用长期停用的压力容器需经过特种设备管理部门检验合格后才能使用。

（2）使用压力容器之前，应先得到设备管理人的许可；使用时，人员不得离开。

（3）使用过程中发现异常现象或有不正常声音，应立即停止使用，并通知设备管理人。

5. 对于特种设备，还需办理注册登记手续，取得《特种设备使用登记证》《检验合格证》，并在检验有效期范围内方可使用。特种设备需由持有"特种设备操作证"的专业人员严格按照操作规程进行操作。

（二）气体钢瓶使用注意事项

1. 气体种类和钢瓶颜色标识

气体名称	钢瓶颜色
空气、氮	黑
氩、氖、氦、二氧化硫、一氧化碳、一氧化二氮（笑气）、六氟化硫、氟化氢	银灰
乙炔、一氧化氮、二氧化氮	白
二氧化碳、四氟甲烷	铝白
氨	淡黄
乙烯、丙烯、甲烷、丙烷、环丙烷	棕
氧	淡蓝
氢	淡绿
氯	深绿

2. 气体钢瓶应专瓶专用，不能随意改装其他种类的气体。使用单位需检查所采购气体

钢瓶的技术检验标签、钢印、标识等信息，确保采购的气体钢瓶质量可靠，标识准确、完好，不得擅自更改气体钢瓶的钢印和颜色标记。

3. 使用单位应拒绝接收气体名称标识不清或不对应、气瓶没有安全帽和防震圈、气瓶颜色缺失、气瓶缺乏检定标识等的气体钢瓶，并及时报告所在单位和学校相关主管部门。

4. 气体钢瓶周围不得堆放易燃、易爆、腐蚀物品，应远离热源，并保持通风和干燥、避免阳光直射和强烈震动，实行分类分处隔离存放，不得混放（特别是可燃性气体和助燃性气体），不得存放在走廊和公共场所；单独用于存放气体钢瓶的房间和气柜需上锁，专人管理并配备应急救援设施、气体检测和报警装置。

5. 气体钢瓶须直立放置，妥善固定，并悬挂气体钢瓶装填标识牌。

6. 供气管路需选择合适的管材。易燃、易爆、有毒的危险气体连接管路必须使用金属管；其中，乙炔、氨气、氢气的连接管路不得使用钢管。

7. 移动气体钢瓶时应尽量使用手推车，装上防震垫圈、旋紧安全帽，务求安稳直立；严禁手抓开关总阀移动，切勿拖拉、滚动或滑动气体钢瓶。

8. 气体钢瓶上选用的减压器和压力表要分类专用，安装后及时检漏，使用过程中要经常注意有无漏气、压力表读数等，防止气体外泄和设备过压。

9. 气瓶使用前应确认盛装气体类型并检查气体管道、接头、开关及器具是否有泄漏，做好应对可能造成的突发事件的应急准备。

10. 开启气体钢瓶时，先旋动总阀，后开减压器；用完后，先关闭总阀，放尽余气后，再关减压器。开关减压器、总阀和止流阀时，动作必须缓慢，防止产生静电。

11. 开启气阀时应站在气压表的一侧，不准将头或身体对准气瓶总阀，以防万一阀门或气压表冲出伤人。

12. 实验人员操作气体钢瓶时不能穿戴沾有各种油脂或易感应产生静电的服装、手套，以免引起燃烧或爆炸。

13. 压力气瓶使用时严禁敲击、碰撞气体钢瓶，并保证室内空气流通。

14. 若发现气体泄漏，应立即采取关闭气源、开窗通风、疏散人员等应急措施。切忌在易燃、易爆气体泄漏时开关电源。

15. 气体钢瓶内气体不得用尽，必须保留一定的剩余压力，以防倒灌。空瓶与实瓶分开放置，并有明显标识。

16. 在可能造成回流的使用场合，使用设备或系统管路上必须配置防止倒灌的装置，如单向阀、止回阀、缓冲器等。

17. 气瓶使用完毕后，必须及时关闭气体钢瓶上的总气阀和释放调节器内的多余气压。

18. 各种气瓶须定期进行技术检查，对于气体钢瓶有缺陷、安全附件不全或已损坏、不能保证安全使用的，需退回供气商或请有资质的单位进行及时处置。

（三）高压灭菌锅使用注意事项

1. 待灭菌的物品放置不宜过紧　使用前先在外层锅内加适量的水，使水面与三角搁架相平为宜，将需要灭菌的物品放入内层锅，盖好锅盖并对称地扭紧螺旋。

2. 加热使锅内产生蒸气，当压力表指针达到 0.5Pa 时，打开排气阀，将冷空气排出，当指针下降至零时，即将排气阀关好。若锅内冷空气未充分排除，锅内温度达不到规定温度，影响灭菌效果。

3. 继续加热，当锅内压力增加到所需压力（121℃）时，将火力减小，按所灭菌物品的特点，使蒸气压力维持所需压力一定时间（15～20min），然后将灭菌器断电，让其自然冷却压力下降到常压后才能开盖取物。

4. 灭菌完毕后，不可放气减压，否则瓶内液体会剧烈沸腾，冲掉瓶塞而外溢甚至导致容器爆裂。

5. 灭菌期间，使用人员不得远离灭菌锅。

（四）高速离心机使用注意事项

1. 使用前做好登记并贴使用标识牌，不得使用伪劣的离心管，不得使用老化、变形、有裂纹的离心管。

2. 离心前一定要用平衡离心管（重量平衡），盖上样品盖子并旋紧。

3. 把平衡好的离心管对称放入转头中（位置平衡），盖上转头盖，注意必须拧紧。

4. 转头盖在拧紧后一定要用手指触摸转头与转盖之间有无缝隙，如有缝隙要拧开重新拧紧，直至确认无缝隙方可启动离心机。

5. 启动离心机时，应盖上离心机顶盖后，方可慢慢启动。

6. 完成离心时，先关闭离心机，在离心机停止转动后，方可打开离心机盖，取出样品，不允许用手或其他物件迫使离心机停转。

7. 离心结束尽快取出离心管，先观察离心管是否完全，尽速把上清倒出，小心不要把沉淀弄浑浊。

8. 使用完毕应卸下转头，用布擦拭离心机内表面，以免水汽凝结，腐蚀仪器。

9. 离心机在预冷状态时，离心机盖必须关闭，离心结束后取出转头要倒置于实验台上，擦干腔内余水，离心机盖处于打开状态。

10. 转头在预冷时转头盖可摆放在离心机的平台上，或摆放在实验台上，不可未拧紧浮放在转头上，因为一旦误启动，转头盖就会飞出，造成事故。

11. 在离心过程中，操作人员不得离开离心机室，一旦发生异常情况不能关电源（POWER）键，要先按停止（STOP）键。

12. 在仪器使用过程中发生机器故障，部件损坏情况时要及时与管理人员联系。

（五）液氮罐使用注意事项

少量的液氮可以产生很多气体，在密闭的较小的房间内液氮的快速蒸发可能会造成现场空气缺氧，使人窒息。

1. 处理接触液氮的任何事情都要戴上绝缘防护手套。

2. 穿上长度过膝的长袖实验服。

3. 穿上封闭式的鞋，戴好防护眼镜，必要时戴防护面罩。

4. 保持周围环境空气流通。

5. 存放标本时必须做好标记再入罐，存放标本务必做好个人防护。

（六）加热设备

1. 加热设备包括：明火电炉、电阻炉、恒温箱、干燥箱、水浴锅、电热枪、电吹风等，使用时必须注意：

（1）使用加热设备，必须采取必要的防护措施，严格按照操作规程进行操作。使用时，人员不得离岗（至少 10～15min 观察 1 次）；使用完毕，应立即断开电源。

（2）加热、产热仪器设备需放置在阻燃的、稳固的实验台上或地面上，不得在其周围堆放易燃、易爆物或杂物。

（3）禁止用电热设备烘烤溶剂、油品、塑料筐等易燃、可燃挥发物。若加热时会产生有毒有害气体，应放在通风柜中进行。

（4）应在断电的情况下，采取安全方式取放被加热的物品。

（5）实验室不允许使用明火电炉，如有特殊情况需使用的，需向学校相关主管部门提出申请。

（6）使用管式电阻炉时，应确保导线与加热棒接触良好；含有水分的汽体应先经过干燥后，方能通入炉内。

（7）使用恒温水浴锅时应避免干烧，注意不要将水溅到电器盒里。

（8）使用电热枪时，不可对着人体的任何部位。

（9）使用电吹风和电热枪时，不得阻塞或覆盖其出风口和入风口；用毕需立即拔除插头。

2. 鼓风干燥箱使用注意事项

（1）干燥箱外壳必须有效接地，以保证使用安全。

（2）干燥箱应放置在具有良好通风条件的室内，在其周围不可放置易燃、易爆物品。

（3）干燥箱无防爆装置，不得放入易燃、易爆物品干燥。

（4）箱内物品放置切勿过挤，必须留出空间，以利热空气循环。

（5）使用过程中，需要人员看护，若人员走开，则需关闭仪器。

（6）使用过程中注意后面风扇是否转动，如果不转动，会导致温度持续上升。

（7）使用中出现异常现象，必须马上切断电源。

4. 电炉使用注意事项

（1）为确保使用安全，必须加装地线，并良好接地。

（2）电炉加热时，炉外壳也会变热，工作环境要求无易燃、易爆物品和腐蚀性气体，且容易散热。

（3）电炉在使用过程中要注意安全，防止烫伤。使用完毕，应切断电源，使其自然降温。避免因触摸而烫伤。

（4）遇烫伤事故，切勿用水冲洗，可用高锰酸钾或基味酸溶液清洗伤口处，再擦上凡士林、万花油或烫伤药膏。严重者应立即送医院急救。

（5）使用期间，使用人员不得远离电炉。

5. 水浴锅使用注意事项

（1）使用时必须将三眼插座有效接地线。

（2）使用时必须先加适量的洁净自来水于锅内，所加水位必须高于电热管表面。

（3）也可按需要的温度加入热水，以缩短加热时间。

（4）加水不可太多，以免沸腾时水量溢出锅外。

（5）工作完毕，将温控旋钮、增减器置于最小值，切断电源。

（七）冰箱使用注意事项

1. 冰箱应放置在通风良好处，周围不得有热源、易燃、易爆品、气瓶、杂物等，且保证一定的散热空间。

2. 食品、饮料等严禁存放在实验室冰箱内。存放于冰箱内的所有化学品、生物试剂等均需要密闭包装，粘贴标签，并定期清理。

3. 危险化学品需储存在防爆冰箱或经过防爆改造的冰箱内，冰箱外应粘贴警示标识。

4. 存放强酸强碱及腐蚀品必须选择耐腐蚀的容器，并且存放于托盘内。

5. 存放在冰箱内的试剂瓶、烧瓶等重心较高的容器应加以固定，放置因开关冰箱门时造成倒伏或破裂。

6. 若冰箱停止工作时，必须及时转移化学药品并妥善存放。

（八）通风橱

1. 通风橱及其下方的柜子不能存放化学品。

2. 使用前，检查通风橱内的抽风系统和其他功能是否运作正常。

3. 应在距离通风橱内至少 15cm 的地方进行操作；操作时应尽量减少在通风橱内及调节门前进行大幅度动作，减少实验室内人员移动。

4. 切勿储存会伸出通风橱外或妨碍玻璃视窗开合的物品。

5. 切勿用物件阻拦通风橱口和柜内导流板下方开口处；确需在通风橱内储放必要物品时，应将其垫高置于左右侧边上，同通风柜台面隔空，以使气流能从其下方通过，且远离污染产生源（附图2）。

6. 定期检测通风橱的抽风功能，保持其通风效果，切勿把纸张或较轻的物件堵塞于排气出口处。

7. 实验过程中，人员头部以及上半身绝不可伸进通风橱内；操作人员应将玻璃视窗调节至手肘处，使胸部以上受玻璃视窗所屏护。不操作时，玻璃视窗应打开 10～15cm。

8. 若发现故障，切勿进行实验，应立即关闭并联系维修人员检修。

9. 每次使用完毕，必须彻底清理工作台和仪器，关闭玻璃视窗。对于被污染的通风橱应挂上明显的警示牌，并告知其他人员，以免造成伤害。

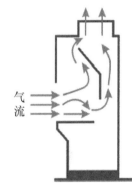

附图2　通风橱通风原理

（九）应急喷淋、洗眼装置

1. 要爱护应急喷淋、洗眼装置，保持取用通道畅通，不得在未发生相关实验事故时使用喷淋装置（检修除外）。

2. 应急喷淋、洗眼装置应定期进行检修，保证其性能完好，并做好记录。

3. 紧急情况下，可拉动应急喷淋装置上的拉钩进行喷淋、冲洗。

4. 使用完毕后，请将周围的卫生打扫干净。

十、实验室废弃物回收、处理

（一）实验室废弃物回收处理流程

1. 统计实验室危险废弃物的具体名称、编号所含主要污染物及数量等信息。

2. 学院（或其他单位）负责人员统一汇总各实验室废弃物信息后上报主管部门。

3. 取标签，并在废液桶上标注废弃物详细信息。

4. 向主管部门提交《实验室废弃物回收处理申请表》，同时预约回收时间；回收时按各单位要求上交相关材料。

5. 待处理的过期失效药品需提前向相关主管部门提交过期失效药品清单，由主管部门按流程予以回收处理。

6. 所有实验废弃物均需统一回收处理，任何人或实验室不得擅自私下处理。

（二）实验室废弃物回收处理要求

1. 各单位需指定专人负责实验室废弃物管理工作。

2. 各实验室应遵循兼容相存的原则，配备专门回收实验废弃物的容器，对产生的实验废弃物进行分类收集，妥善储存，收集容器外加贴标签，注明废弃物种类和主要成分等信息，并确保容器密闭、不破损、不泄漏。

3. 实验室废弃物储存需要选择合适的容器和存放地点，控制加入后的废液不要超过容器容积的75%，妥善保管在实验室内，严禁乱丢乱弃、堆放在走廊、过道以及其他公共区域。

4. 回收处理实验室废弃物时注意使用如护目镜、手套等个人保护工具。

5. 严禁将化学性废弃物随意排入下水道以及任何水源，空瓶需用箱子打包装好，并在箱子外面贴上空瓶的明细。

6. 生化固废需用黄色专用塑料袋进行包装，其中对有病原微生物污染的生化固废或被病原微生物污染过的的废弃物，必须先在实验室采用高压蒸汽灭菌等方法进行灭活消毒，用医疗废弃物回收专用桶进行收集；锐器类废弃物用锐器盒等容器妥善包装，避免外露伤人。

7. 每次倾倒新废液前，应做相容性试验，确保废弃物能够相容，以免发生危险。量多时使用漏斗，倾倒后紧盖容器。

8. 实验室废弃物禁止混存，严禁将实验室废弃物混入生活垃圾或往废液桶内混入其他固体废弃物。

9. 产生少量有毒气体的实验应在通风橱内进行，通过排风设备将少量毒气排到室外。产生大量有毒气体的实验场所必须具备吸收或处理装置，先经过吸收、分解处理，才能排放废气。

10. 主管部门定期组织集中处理有毒、有害实验室废弃物。

十一、意外事故处理

（一）火灾应急措施

1. 衣服着火

（1）切勿奔跑，最好脱下已经着火的衣服，俯伏及滚动身体灭火，若安全冲洗设备可用，则立即用水浸透衣物。

（2）旁人应以厚重衣物或被子覆盖着火部位，拍打熄灭火焰。

（3）如有必要，采取医学处理。

（4）向导师和安全部门报告事故。

2. 电器着火　要先切断电源，再用干粉或气体灭火器灭火，以防触电或电气爆炸伤人。

3. 气体泄漏

（1）迅速关闭气体总开关或阀门，阻止气体泄漏。

（2）打开门窗，流通空气，使泄漏的气体浓度降低，防止发生爆炸。

（3）如液化石油气漏气，在有可能的情况下，搬到空旷的场所，防止液化石油气泄漏达到引发爆炸的程度。

（4）迅速疏散附近人员，防止爆炸事件构成人员伤亡。

4. 火灾的逃生自救

（1）火灾逃生常见错误做法

1）按原路逃生：这是人们下意识的反应，但往往会导致错过最佳逃生时间。

2）向光亮跑：事实上，在火场中可能光亮之地正是大火燃烧之处。

3）盲目跟随：可能会汇集大量逃生人群，反而导致逃生通道不畅。

4）向下逃：高层建筑发生火灾时候，不要轻易往楼下跑，因为下面可能已经是火海了。

5）冒险跳楼：很多人可能会失去理智，直接跳楼跳窗，但危害可能更严重。

6）盲目进电梯：火灾发生时极容易停电，乘普通电梯就有"卡壳"的危险。

7）穿化纤衣服：起火时应脱掉化纤质地衣服，这种材料一旦沾染火苗后果不堪设想。

（2）逃生注意事项

1）要注意观察安全指示，记住疏散方向。

2）楼梯、通道、安全出口等应保证畅通无阻。

3）发生火灾时，若火势不大且尚未对人造成很大威胁，当周围有足够的消防器材（灭火器、消防栓等），应奋力将小火控制、扑灭。若火势过大，不受控制，则应果断迅速撤离。

4）逃生时，不要朝着明亮的地方跑，不要贪恋财物，以免延误了逃生的时间。

5）在逃生时用湿毛巾捂住口鼻，把重心放低，必要时匍匐前进，最好沿墙面逃生，以防止烟气的吸入。

6）千万不要乘普通的电梯逃生。一般可以从封闭楼梯、疏散楼梯或消防电梯逃生。

7）室外着火，千万不要随便开门，门已经发烫时，更是不要开门，以防大火窜入室内，要用浸湿的被褥、衣物等堵塞门窗的缝隙，并泼水降温。

8）火场上切勿轻易跳楼！可利用疏散楼梯、阳台、落水管等逃生自救。也可用绳子（可把床单、被套撕成条状，连成绳索）紧栓在窗框、暖气管、铁栏杆等固定物上，用毛巾、布条等保护手心，顺绳滑下，或下到未着火的楼层拖离险境。

9）若所在逃生线路被大火封锁，要立即退回室内，晃动鲜艳衣物，抛轻型晃眼的东西，晃动手电筒，敲击东西，及时发出有效的求救信号，等待救援。

10）失去自救能力时，应努力滚到墙边或门边，以便于消防人员寻找和营救。

（二）触电救援

1. 尽快让触电人员拖离电源。应立即关闭电源或拔掉电源插头。若无法及时找到或断开电源，可用干燥的木棒、竹竿等绝缘物挑开电线；不得直接触碰带电物体和触电者身体。

2. 实施急救并求医。触电者拖离电源后，应迅速将其转移到通风干燥的地方仰卧。若触电者呼吸、心跳均停止，应在保持触电者气道通畅的基础上，立即交替进行人工呼吸和胸外按压等急救措施，同时立即拨打"120"，尽快将触电者送往医院，途中继续进行心肺复苏术。

3. 人工呼吸施救要点

（1）将伤员仰头抬颌，取出口中异物，保持气道通畅。

（2）捏住伤员的鼻翼，口对口吹气（不能漏气），每次1～1.5秒，每分钟12～16次。

（3）如伤员牙关紧闭，可口对鼻进行人工呼吸，注意不要让嘴漏气。

4. 胸外按压施救要点

（1）找准按压部位：右手的食指和中指沿触电者的右侧肋弓下缘向上，找到肋骨和胸骨接合处的中点；两手指共齐，中指放在切迹中点（剑突底部），食指平放在胸骨下部；另一只手的掌根紧挨食指上缘，置于胸骨上，即为正确按压位置。

（2）按压动作不走形：两臂伸直，肘关节固定不屈，两手掌根相叠，每次垂直将成人胸骨压陷 3～5cm，然后放松。

（3）以均匀速度进行，每分钟 80 次左右。

（三）化学灼伤、创伤急救措施例举

1. 灼伤　一般用大量自来水冲洗，再用高锰酸钾润伤处；或用苏打水洗，再搽烫伤膏或凡士林。

（1）酸灼伤：强酸溅散在皮肤上，先用大量水冲洗，然后用 5%的饱和碳酸氢钠或 10%的氨水清洗伤口；若溅入眼睛内，先用大量清水冲洗，然后用 3%的碳酸氢钠冲洗，随即去医院治疗。

氢氟酸灼伤立即用水（及上法）冲洗伤口至苍白色并涂以甘油与氧化镁糊（2∶1）或用冷的饱和硫酸镁溶液清洗伤口后包扎好，要严防氢氟酸渗入皮下和骨骼中造成更大的伤害。

（2）碱灼伤：强碱溅在皮肤上，先用大量水冲洗，再用 2%的硼酸或 2%的乙酸冲洗，严重者马上就医。

2. 创伤　若受伤重，大量流血，应先让伤者躺下，抬高受伤部位，让伤者保暖，用垫子稍用力压住伤口，勿用止血带来止血，同时拨打急救电话。

3. 烧伤　轻度烧伤可用冷水冲洗 15～30min，再以生理盐水擦拭，勿用药膏、牙膏涂抹，切勿刺破水泡。重度烧伤应立即送医院治疗。

4. 烫伤　勿用水冲洗，若皮肤未破，可用碳酸氢钠粉调成浆状敷于伤处，或在伤处抹些黄色苦味酸溶液、烫伤药膏、万花油等。若伤处已破，可涂些紫药水或 0.1%高锰酸钾溶液。

（四）中毒急救措施例举

1. 有毒气体　应将中毒者移至空气清新且流通的地方进行人工呼吸，嗅闻解毒剂蒸气，输氧；二氧化碳、氯气刺激眼部，用 2%～3%的 $NaHCO_3$ 水溶液充分洗涤；咽部中毒用 2%～3%的 $NaHCO_3$ 水溶液漱口，或吸入 $NaHCO_3$ 水溶液的热蒸气，并饮热牛奶或 1.5%氧化镁悬浮液。

2. 误吞酸　立即服用氢氧化铝膏、牛奶、豆浆、鸡蛋清、花生油等食用油洗胃，忌用小苏打（因产生二氧化碳气体会增加胃穿孔的危险）。

3. 误吞碱　立即服用柠檬汁、橘汁或 1%的乙酸溶液、鸡蛋白等，再服 1%的硫酸铜溶液以引起呕吐；生物碱中毒，可灌入活性碳水浊液以催吐。

4. 误吞汞化合物　误吸入后，用炭粉洗胃，服大量牛奶（1L）或鸡蛋解毒。

5. 误吞苯　误入消化系统者，内服催吐剂引起呕吐，洗胃；对吸入者进行人工呼吸，输氧。

6. 误吞酚　饮石灰水催吐。

7. 误吞氟化物　服 2%的氯化钙催吐。

8. 误吞氰化物　急性中毒时，要人工呼吸并给氧，注射兴奋剂，同时给予高铁血色素解毒剂；吸入亚硝酸，或醋或亚硝酸内酯 0.5ml（在操作毒品前应做好解毒品的配制和准备），还需用 2%的 $NaHCO_3$ 水溶液或 1：500 的高锰酸钾液洗胃，并催吐。如通过皮肤中毒，选用 2%的 $NaHCO_3$ 水溶液洗净。

9. 误吞磷化物　磷化物毒品有磷化氢、三氯化磷、五氯化磷等。误吸入时速用 0.1%的硫酸铜溶液催吐，洗胃后用缓泻剂如硫酸镁。严禁饮食脂肪。在操作磷的工作场所，应戴用 5%硫酸铜溶液润湿的口罩。

10. 误吞砷化合物　砷化合物毒性特别强，如 As_2S_3、AsH_3、As_2O_3、As_2Cl_3、H_3AsO_3 等。误吸入时用炭粉及 25%的硫酸铁和 0.6%的氧化镁混合液洗胃，再服用食糖。

11. 误吞钡化合物　误吸入时，用炭粉及 25%的硫酸钠溶液洗胃。

（五）常见危险化学品事故处理方法

1. 黄磷　别名：白磷。

（1）处置方法：雾状水，沙土。

（2）急救措施：皮肤灼伤后用小苏打溶液或 5%硫酸铜溶洗涤。不可涂抹油膏。

（3）注意事项：灭火后应仔细检查现场，将残留的黄磷收集后浸入水中，防止复燃，防止受燃烧时产生的烟雾毒害。

2. 碳化钙　别名：电石，二氧化碳。

（1）处置方法：干粉，干石粉，干沙。

（2）注意事项：禁止用水和泡沫。当磷化氢含量超过 0.08%，硫化氢含量超过 0.15%时，容易引起自燃爆炸。

3. 汽油

（1）处置方法：泡沫，二氧化碳，干粉，1211 灭火器，黄沙。

（2）急救措施：将中毒者移至空气新鲜处，松解衣服，给予输氧。

4. 苯　别名：纯苯；工业苯；溶剂苯；硝化用苯。

（1）处置方法：泡沫，二氧化碳，1211 灭火器，黄沙。

（2）急救措施：发现受害人面色不正常时，应移至新鲜空气处，宽解衣服，保持温暖，并用含 5%二氧化碳的氧气帮助呼吸，及时送往医院。

5. 甲醇　别名：木酒精。

（1）处置方法：抗溶性泡沫，泡沫，二氧化碳，1211 灭火器，干粉。

（2）急救措施：将中毒者尽快移至空气新鲜处。如侵入眼部，应用清水冲洗。

6. 汞　别名：水银。

（1）处置方法：中毒后，服用小苏打加水一茶匙，并加服牛奶及生蛋清，再注射二巯基丙醇，情况严重者立即送医院。

（2）注意事项：水银撒漏收集后，应用硫磺覆盖地面，4 小时后用水冲洗干净，并需经过较长时间的通风。

7. 硫酸　别名：磺镪水。

（1）处置方法：二氧化碳，干沙。

（2）急救措施：皮肤受伤用大量清水或小苏打水洗涤，或用小苏打粉敷扎，必要时敷涂软膏。

（3）注意事项：禁止用直射水流，以防液体飞溅，影响灭火人员安全。

8. 盐酸 别名：盐锒水，焊锡药水，氢氯酸。

（1）处置方法：雾状水，黄沙。

（2）急救措施：皮肤受伤用水或小苏打溶液洗涤，必要时再敷软膏。

9. 氢氧化铵 别名：氨水，阿莫尼亚水。

（1）处置方法：水，泡沫，黄沙。

（2）急救措施：将中毒者移至空气新鲜处，用大量水冲洗患处。

（3）注意事项：氨水储槽中有分解放出的氨气，接触明火会引起爆炸。

10. 氯 别名：液氯。

（1）处置方法：雾状水。

（2）急救措施：应迅速组织下风方向的人员疏散，将已经中毒者移离现场，解开衣服，输氧并速送医院治疗。

（3）注意事项：受高热时钢瓶内压力增加。漏气的钢瓶，可浸入过量的石灰乳水池中中和反应。

附件1：常用不可共存的危险化学品

常用不可共存化学品

化学品	不可共存化学品
乙酸	铬酸，硝酸，含羟基化合物，乙烯，甘醇，高氯酸，过氧化物，高锰酸钾
丙酮	浓硝酸和硫酸混合物
乙炔	氯气、溴气、铜、银、氟气和汞
碱和碱土金属	水、二氧化碳、四氯化碳和其他氯代烃
氨（无水）	汞，氯气、次氯酸钙，碘，溴气和氟化氢
硝酸铵	各类酸，金属粉末，可燃性液体，氯酸盐，亚硝酸盐，硫磺，有机物或可燃物细小颗粒
苯胺	硝酸，过氟化氢
溴	氨，乙炔，丁二烯，丁烷和其他石油气，乙炔钠，松节油，苯和细小粒状金属
活性碳	次氯酸钙、所有氧化剂
氯酸盐	铵盐，各类酸，金属粉末、硫磺以及细碎的有机物、易燃性化合物
氯气	氨，乙炔，丁二烯，丁烷和其他石油气，氢气，乙炔钠，松节油，苯和细小粒状金属
二氯化氟	氨，甲烷，磷化氢，硫化氢
铬酸和三氧化铬	乙酸，萘，樟脑，甘油，松节油，乙醇和其他可燃性液体
铜	乙炔，过氧化氢
氟气	每种化学品都要隔离
氢氰酸	硝酸，碱
烃	氟气，氯气，溴气，铬酸，过氧化物
过氧化氢	铜、铬、铁，大多数金属和它们的盐，任何可燃性液体，可染材料和硝基甲烷
硫化氢	发烟硝酸，氯化性气体
碘	乙炔，氨（无水或含水）
汞	乙炔，雷汞酸（HONC）和氨
浓硝酸	乙酸，丙酮，乙醇，苯胺，铬酸，氢氰酸，硫化氢，可燃性液体，可燃性气体和可硝化物质
氯气	各类油，润滑脂，氢气，可燃性液体、固体、气体
草酸	银、汞

续表

化学品	不可共存化学品
有机过氯化物	各类酸（有机或矿物），避免摩擦，冷储存
高氯酸	乙酸酐，铋和它的合金，乙醇，纸，木材，润滑脂，油
磷	苛性碱或还原剂
银	乙炔、草酸、酒石酸，胺类化合物
钠	四氯化碳、二氧化碳、水
过氧化钠	任何可氯化物质，如乙醇、甲醇、冰乙酸、乙醇酐、苯醛、二硫化碳、甘油、乙二醇、乙酸乙酯、糖醛
硫酸	铬，高氯酸盐，高锰酸盐
高氯酸钾	各类酸（也可查高氯酸）
高锰酸	甘油，乙二醇，苯醛，硫酸
肼	过氯化氢，硝酸和任何其他氯化剂

附件2：常用危险化学品储存禁忌物配存表

常用化学危险品储存禁忌物配存表

附件 3：实验室安全承诺书

实验室安全承诺书

我已经认真学习了《＿＿＿＿＿＿＿＿＿＿实验室安全指南》，并熟悉实验室各项管理制度和要求。本人承诺今后将严格遵守实验室各项安全制度和操作规程，不断加强本手册中未涉及的安全知识的学习、了解所处的实验室和所涉及实验项目中潜在的危险源、学习相应的防护和应急救援知识，并做好警示和告知工作。如因自己违反规定发生安全事故，造成人身伤害和财产损失，我原意承担相应责任。

本人签字：

年　　月　　日

所在单位（学院）：＿＿＿＿＿＿＿＿＿＿＿＿＿＿＿

所在年级专业（科室）：＿＿＿＿＿＿＿＿＿＿＿＿＿

学号（工号）：＿＿＿＿＿＿＿＿＿＿＿＿＿＿＿＿＿

身份证号：＿＿＿＿＿＿＿＿＿＿＿＿＿＿＿＿＿＿＿

联系电话：＿＿＿＿＿＿＿＿＿＿＿＿＿＿＿＿＿＿＿

附：我校实验室安全教育公众号"SZU 基础医学 Lab"（微信号：szujcyx）：

无知大意必危险，防护警惕保安全；科研实验诚可贵，生命健康价更高！本平台为深圳大学医学部师生共享的实验安全信息服务平台，用于发布基础医学实验室安全知识、本科创新实验室安全准入考核试题及其他实验教学相关信息。欢迎关注！